AF449623

Historia de la electroterapia

Agentes físicos y electromagnéticos

Jacobo Robles Belmont

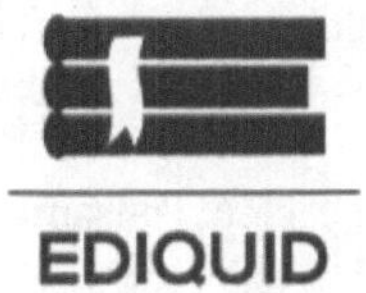

EDIQUID

HISTORIA DE LA ELECTROTERAPIA
Agentes físicos y electromagnéticos
© Jacobo Robles Belmont

Editado por: Corporación Ígneo, S.A.C.
para su sello editorial Ediquid
José Olaya 169, Ofic. 504, Miraflores. Lima, Perú
Primera edición, septiembre, 2024

ISBN: 978-612-5160-48-5
Tiraje: 50 ejemplares

Hecho el Depósito Legal en la Biblioteca Nacional del Perú N° 2024-08257
Se terminó de imprimir en septiembre de 2024 en:
ALEPH IMPRESIONES SRL
Jr. Risso Nro. 580 Lince, Lima

www.grupoigneo.com
Correo electrónico: contacto@grupoigneo.com | Teléfono: +51 955 071 270
Facebook: Grupo Ígneo | X: @editorialigneo | Instagram: @grupoigneo

Colección: Pensamiento

Contenido

Desarrollo histórico

Desde inicios de la existencia de su conocimiento, la luz, la electricidad y el magnetismo se las consideraba como fenómenos aislados, sin compartir analogía alguna (Beléndez, 2008). El hombre ha buscado siempre una explicación a lo que le rodea y a factores claves de su propia existencia, como la vida, la muerte y la enfermedad, por lo que las primeras civilizaciones elaboraron una medicina primitiva basada en el instinto, un empirismo primario y prácticas mágico-religiosas, todo esto, con un objetivo que sigue causando interés hasta la actualidad; tratar y controlar el dolor (Espinar, 2011), (Lancheros, Castellanos, Barrera, & Reynolds, 2013).

Desde su primera aplicación como recurso terapéutico que hicieron los seres vivos, básicamente empírica y holísticamente, coincidiendo con la aparición del «saber médico», la fisioterapia formará parte de la «dieta médica» que se aplicará en la antigua Grecia, en la vieja China, India y en el continente americano (Uriarte, 2002). El adelanto científico de la electroterapia tiene una relación al dolor y electroestimulación muscular (Wirotius, 1999). Para hablar de los orígenes y su aplicación en medicina se debe detallar en actos de la historia de la biología y la física (Prada, 1995).

Los agentes físicos son las herramientas y los instrumentos que utiliza la fisioterapia para lograr los objetivos terapéuticos (Martínez-Olguín & Zamora-Campos, 2017). La electricidad es uno de los agentes físicos cuyo desarrollo y aplicación en el campo de la medicina se ha producido más tardíamente (López R. A., 2011). Existe una larga historia de la electricidad, electromagnetismo y aplicaciones electrofísicas para tratar el dolor, la reparación de tejidos y la recuperación de la función (Watson, 2002).

Partiendo de que hace más de 2000 años ocurrieron los primeros intentos de tratar la parálisis muscular utilizando electricidad (Singer, 1987). La electroterapia se inicia en el siglo XVIII y con amplio desarrollo a partir del siglo XIX (Morillo, 2000). Una reseña importante para considerar es el pasado y, como ha ido evolucionando gracias a los inventos y descubrimientos, logrando perfeccionar junto con los avances científicos y el trabajo de todos los que la desarrollaron (Wirotius, 1999).

Como el hombre de Neandertal enterrado en los montes Zagros, Irak, hace 45 000 años, al que le faltaba el brazo derecho, considerado el primer hombre amputado conocido según el Instituto Smithsoniano, o las secuelas de una lesión cervical, debida a una luxación de una vértebra, explicado en el papiro Smith (Wirotius, 1999). Así, como diversos descubrimientos arqueológicos conducen a especulaciones de teorías sobre el uso de la electricidad en las antiguas civilizaciones (López R. A., 2011).

El desarrollo de la ciencia a través de la construcción de teorías y modelos del mundo físico, su comprobación y el descubrimiento de nuevos fenómenos, es un acontecimiento social, logro de la humanidad entera, de permanente actualidad (Díaz-Hellín, 2003). Conforme a lo expuesto, los sistemas médicos pueden clasificarse, basándose en diferentes criterios, generalizando principalmente en la plataforma de sus fundamentos, como las creencias mágicas y religiosas, el empirismo, el conocimiento clásico y la ciencia en su estadio moderno (Valdez, 2007). Entre ellos, la primera evidencia del uso de hojas de la planta de coca con fines médicos viene de la cultura preinca en Perú de 1300 a. C. aproximadamente, esculturas de personas masticando coca que proceden de 3000 a. C. descubiertas en la costa de Ecuador de la cultura Valdivia (Sabatowski, Schäfer, Kasper, Brunsch, & Radbruch, 2004).

Aunque la electroterapia comienza a partir del 1700, ya se refieren acontecimientos desde la antigua Grecia (Wirotius, 1999). La ictiofauna eléctrica viene (del griego *ictio* que, significa «pez») comprende especies con peculiaridades electrofisiológicas diferentes como rayas, anguilas y bagres; filogenéticamente afines. Estos peces tienen electrocitos; órgano miogénico que produce descargas eléctricas suficientes como para defenderse o cazar (Lancheros, Castellanos, Barrera, & Reynolds, 2013). Como el famoso «pez torpedo», de la familia *Torpedinidae* que comprende una diversidad de géneros, donde cinco especies pueden encontrarse en el Mediterráneo y considerando su manejo en distintas culturas y épocas (Wu, 2007). El poder del pez gato eléctrico *(Malapterurus electricus)* y de la raya eléctrica *(Torpedo marmotada)* que producen descargas, ya se conocía siglos antes del descubrimiento de la electricidad, siendo utilizado como los primeros métodos de electroterapia en la historia (López, López, & Solís, 2016).

Siendo prácticos, podríamos considerar al pez eléctrico como el primer electrodo y electroestimulador (Robles, Pérez-Rodríguez, & Rodríguez, 2023). El pez gato eléctrico fue materia de especulación y curiosidad por varios protagonistas, conduciendo a investigaciones científicas de su fenómeno eléctrico en los seres vivos (López, López, & Solís, 2016). El pez eléctrico no posee escamas, también tiene como cubierta permeable a la corriente eléctrica, una membrana mucosa. Hasta el momento no se ha explicado el mecanismo por el cual el pez no es víctima de su propia descarga dentro del agua siendo un medio conductivo (Lancheros, Castellanos, Barrera, & Reynolds, 2013). Partiendo de los métodos más antiguos de exploración clínica existe uno acústico: la percusión, para finalizar en la actualidad con el empleo del ultrasonido como método de examen, siendo una perfección para la exploración clínica acústica (Prada, 1995). El desarrollo del ultrasonido no solo fue para diagnóstico e imagenología, también como modalidad terapéutica donde la energía es depositada en el tejido para inducir varios efectos biológicos (Miller, Smith, Czarnota, Hynynen, & Makin, 2012).

El dolor es el síntoma de consulta más frecuente como problema de salud pública con repercusiones sociales, económicas y personales, en ocasiones responsable de un aumento de la morbilidad produciendo trastornos psicológicos importantes (Avedaño, 2015). En los últimos años, la electroterapia ha padecido un descenso de su uso por nuevas modalidades terapéuticas, farmacéuticas y quirúrgicas, aunque, la electroterapia se inició con indicaciones establecidas empíricamente y con empleo inadecuado en manos de cualquiera llegando al desprecio médico (Morillo, 2000).

Aun así, el uso de la estimulación eléctrica en rehabilitación es un procedimiento que se estableció hace tiempo para tratar una variedad de padecimientos musculoesqueléticos (Lloyd, De Domenico, Strauss, & Singer, 1986). Se ha usado por siglos en la profesión médica de diagnóstico y paramédica de fisioterapia, dentro de la rehabilitación como estimulación electromotora, reeducación muscular, atrofia, disminución de la espasticidad y mejora del rendimiento muscular (Lai, De Domenico, & Strauss, 1988). De acuerdo con Turrell la electroterapia debe ser mencionada en cuatro fases (Heidland, y otros, 2012):

FASE		CARACTERÍSTICAS
Primera	Aplicación de electricidad estática o atmosférica (Franklinización)	Corrientes de alto voltaje y bajo amperaje (mA) procedentes de máquinas que inducen descargas y chispas por fricción que data de la invención de la esfera electrostática de sulfuro por Guericke en 1672
Segunda	Aplicación de corriente galvánica	Alrededor de 1800 se inicia la corriente galvánica descrita por Galvani (1780), la invención de la pila voltaica
Tercera	Introducción de la corriente farádica	Faraday descubre el flujo de corriente alterna, su principal promotor fue Duchenne
Cuarta	Descubrimiento de corrientes de alta frecuencia	d´Arsonval observó que altas frecuencias disminuyen la excitabilidad motora en 1888

Tabla 1. Fases de la electroterapia en la historia de acuerdo con Turrell (Heidland, y otros, 2012).

Fundamentalmente, la aplicación de energía externa a los tejidos conlleva a una activación, estimulación o mejora de la actividad fisiológica del tejido dependiendo del tipo de energía y su aplicación (Watson, 2002).

Prehistoria

Todo inicio data del surgimiento del hombre antes de las civilizaciones, sin excluir el uso de las primeras herramientas para facilitar el trabajo diario. El fuego puede ser referencia de uno de los principales descubrimientos y control del hombre en la prehistoria (Morillo, 2000). Hace 120 000 años, el *Homo sapiens* era ya la única especie que existía, tal vez en convivencia con el *Homo neanderthalensis*, en el mundo de su alrededor, el hombre con gran espanto fue presentado con el fenómeno del rayo en la atmósfera, el debut de la presentación fue destruyendo grandes árboles, animales e incendiando áreas de vegetación ocasionalmente (Poveda, 2003).

Como todos sabemos, actualmente es ya aceptado que el rayo fue el inicio donde el hombre paleolítico descubrió la llama y el fuego, llevándola a sus antros para poder defenderse de grandes carnívoros, de la oscuridad, frío y preparación de alimentos (Poveda, 2003). El calor siempre se percibió como algo que produce una sensación de calidez, por lo que se podría pensar que su naturaleza fue una de las primeras cosas que la humanidad entendió (Jiménez, 2014).

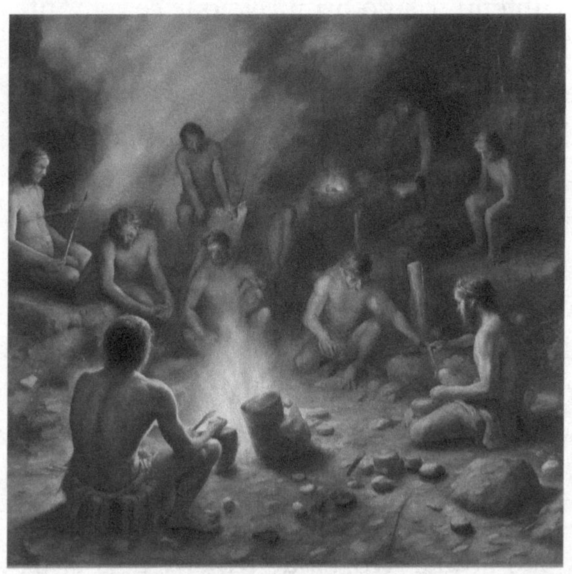

Representación del hombre primitivo manipulando el fuego, aprovechando los beneficios que les proporcionaba como la luz y el calor. Es de imaginar las propiedades terapéuticas que fueron descubriendo con el uso del fuego, como acercarse a la fogata para mitigar el dolor o calentar algún objeto con objetivo termoterapéutico.

No resulta difícil imaginar al hombre primitivo reaccionando casi de forma instintiva con la aplicación de calor o frío que la naturaleza ponía a su alcance entendiendo el empleo de la luz, que acompañó al hombre desde que se inició su presencia en la tierra (Morillo, 2000). El instinto empujaría al hombre a prácticas tales como lamer heridas, comer determinadas plantas, succionar la piel tras una picadura o presionar una herida para intentar detener una hemorragia (Espinar, 2011).

Desde la prehistoria, el conjunto del ciclo salud-enfermedad es una lucha constante en todas las sociedades, así, la medicina es y será la responsable de mantener la constante de la vida humana (Valdez, 2007). Los aspectos rituales y terapéuticos estaban unidos con aspectos religiosos, constituyendo el proceso quirúrgico de la trepanación. Manouvrier descubre una lesión sincipital en «t» y cauterizando con el objetivo de tratar enfermedades mentales (Acosta, Holguín, & Salamanca, 2006), mostrando un empirismo primitivo que se remonta al III milenio a. C. (Espinar, 2011). Estas intervenciones eran frecuentes en los huesos frontal, occipital y parietal izquierdo en menor grado, deducido por evidencia de neoformación ósea próxima a la herida, confirmando que se hacían en vida y que paciente sobrevivió un tiempo a la intervención (Acosta, Holguín, & Salamanca, 2006).

La fototerapia fue utilizada como tratamiento para dolor mediante la exposición a la luz solar para remediar desórdenes locomotores y diversas enfermedades cutáneas (Grzybowski, Sak, & Pawlikowski, 2016). La luz solar constituye una fuente de energía térmica en condiciones cíclicas de luminosidad (Morillo, 2000). Los primeros fenómenos eléctricos se notaron al observar materiales que atraían trozos de papel y paja al frotarlos, acuñando explicación mágica al fenómeno electrostático (López R. A., 2011).

En las sociedades nómadas no habría un sanador específico, que sí existiría en las sedentarias como brujo o chamán, ocupando un lugar privilegiado en la escala social, incluso especializado en el tratamiento de diversas enfermedades, teniendo diversas conexiones divinas (Espinar, 2011). Las pilas de Babilonia, objetos que pueden producir pequeñas descargas eléctricas, podrían considerarse los primeros generadores de electricidad construidos, se especula su uso religioso o medicinal (López R. A., 2011).

Cultura egipcia

Desde 3200 hasta 30 a. de C. se extendió la medicina egipcia, aunque la presencia de la magia notó su compendio en los tratamientos (Acosta, Holguín, & Salamanca, 2006). Creían que el dolor relacionado con sus lesiones era causado por influencias religiosas, por sus dioses o espíritus de la muerte; los espíritus entraban al cuerpo por la nariz o los conductos auditivos, además de ceremonias o rituales mágicos y religiosos (Sabatowski, Schäfer, Kasper, Brunsch, & Radbruch, 2004).

En el antiguo Egipto se utilizaban la magnetita y ámbar para tratar cefaleas y artritis (Heidland, y otros, 2012). En relieves, esculturas o pinturas de las tumbas están representados individuos con discapacidad como: acortamiento de una pierna, usando bastón, músicos ciegos, malformaciones y ancianos, surgiendo la duda de que fuera descuidada esta parte de la población con vulnerabilidad, sino que recibieran algún tratamiento (Acosta, Holguín, & Salamanca, 2006).

Abd al-Latif menciona el recubrimiento metálico del obelisco de Sesostris I, en Heliópolis, a modo de pararrayos, protegiendo los alrededores de los templos, en algunas ocasiones cubiertos de oro, plata y cobre, recibiendo el nombre de *electrum*, aun así, no existen fuentes que den fe a este uso (López R. A., 2011). Realizando excavaciones en Tebas, una antigua ciudad, se hallaron vestigios de pararrayos que proceden desde 1300 a. C., en documentos de 1170 a. C., también se mencionan barras de metal con puntas doradas que instalo Ramsés III en Medinet-Abu, quizá eran pararrayos (Poveda, 2003).

Escrito en el papiro Ebers, se reporta que hace más de 3500 años atrás el tratamiento con luz solar o helioterapia consiste en ingerir extracto de *Ammi majus*, planta del Delta del Nilo, seguido por la exposición al sol para tratar el vitíligo, pensando que era lepra (Hönigsmann, 2013). El papiro Ebers es uno de los más antiguos documentos sobre la medicina, actualmente se encuentra en la biblioteca de la Universidad de Leipzig, Alemania, contiene más de 700 remedios descritos como tratamiento (AI-ISMAIL, 2006). En el papiro aparece el primer escrito que describe el uso de ventosas como método de tratamiento (Kamaruzaman, 2012). Donde está escrito que el sangrado por ventosas (ventosas húmedas) extraía afecciones, la terapia por ventosas emergió en Egipto (Musumeci, 2016). También se especula que los egipcios eran capaces de producir electricidad mediante la batería Ureus (Heidland, y otros, 2012).

Hay registros que datan del año 2750 a. C. de representaciones de la especie de bagre, pez gato del Nilo *(Malopterurus electricus)* en murales de antiguas tumbas, el pez, dotado de un órgano eléctrico por debajo de la piel con capacidad de producir hasta 350 V, también consumían a este bagre (Wu, 2007), (Benito M. E., 2013), (Lancheros, Castellanos, Barrera, & Reynolds, 2013). Siendo el promedio de corriente entre los 40-50 V, el pez emplea dos tipos de frecuencias, de 200 Hz o 1 KHz (Macdonald, 1993). El primer conocimiento que existe de termoterapia fue por el egipcio Imhotep (2655-2600 a. C.), el papiro Edwin Smith acerca 1700 a. C. o mil años más, reporta que los antiguos egipcios usaban espadas o palos calientes para tratar cáncer de mama (Gas, 2011).

Antigua China

Ya conocían las propiedades de las agujas imantadas, el fenómeno base de la brújula (Morillo, 2000). En el caso de las observaciones y descubrimientos astronómicos, conocían la oblicuidad del eje terrestre y reflexionaban sobre la declinación de la inducción magnética antes que en occidente se sospechara de la existencia de la polaridad magnética (Embid & Pintal, 1993). Descubrieron las propiedades de la mezcla de nitrato de potasio con carbón molido y azufre que hoy llamamos pólvora, y la usaron para fuegos artificiales (Schoijet, 2002). La medicina tradicional china nació hace más de dos mil años, se encuentra fundamentada en el taoísmo (escuela del pensamiento) y su fin es el establecimiento de un equilibrio entre la totalidad del organismo y de este con el universo, con un acercamiento holístico (Ardila, 2015).

El desarrollo de la medicina tradicional china cursa desde 2852 a. de C. hasta 220 d. de C. (Acosta, Holguín, & Salamanca, 2006). Medicina ancestral originaria de la antigua China, ha perdurado y evolucionado a lo largo de la historia, su origen se halla en la misma área del nacimiento y desarrollo de la nación China en la cuenca del río Amarillo (Reyes G. A., 2008). La acupuntura ya se usaba en el Neolítico, hace aproximadamente 5000 años, usaban piedras afiladas para estimular zonas corporales para alivio del dolor, abrir abscesos y drene de pus, posteriormente las agujas se fabricaron de bambú, de hueso y de barro (Embid & Pintal, 1993).

Sobre el uso de la piedra pulida, inicia la representación *Pien Tchenn* o bien, punzón de piedra, como uso antes de las agujas metálicas, así, la acupuntura tradicional es llamada *Zhēnjiŭ* con significado de «aguja de metal y fuego» (Cobos, 2013).

Recomendaban el pez gato eléctrico *(Parasilurus asota)* para tratar la parálisis facial y la caída del párpado (ptosis; Benito M. E., 2013). Partiendo de la prescripción: «cortar la cola de un pez gato vivo y colocarla sobre la zona paralizada todas las mañanas». Haciendo su uso para estimular directamente los músculos esqueléticos (Wu, 2007).

Aunque se conocía ya en el antiguo Egipto, los primeros registros del uso de helioterapia en el tratamiento de enfermedades cutáneas vienen desde 1500 a. C., creían en las propiedades curativas de la luz solar asociado al culto hacia el sol, utilizándose también en China y la medicina hindú (Grzybowski, Sak, & Pawlikowski, 2016). La terapia del color se ha cultivado en los antiguos templos-sanatorios de luz y color en China, así como Egipto, Grecia y la India. Esta terapia actúa equilibrando las alteraciones de energía global, en la que cada color tiene su efecto compensador para conseguir el equilibrio orgánico (Reyes & Álvarez, 2001). En la técnica de tratamiento con colores, se trataban a hombres coloreando hojas de papel para dirigir la luz solar y la luz lunar para tratar mujeres (Grzybowski, Sak, & Pawlikowski, 2016). Se creía que el efecto terapéutico se obtenía por la luz roja y el calor del sol (Luna-Hernández & García-Rodríguez, 2011).

Según, la actividad cromática de las células del cuerpo se estimula influyendo sobre los órganos y nervios estimulando transformaciones químicas en el mismo como efecto bioestimulante celular (Reyes & Álvarez, 2001). En el año 1000 a. C. ya existía en China un cuerpo de doctores que seguían métodos para tratamiento de las enfermedades (Reyes G. A., 2008). La medicina clásica hindú y china son todavía de gran importancia en Asia Oriental (Valdez, 2007). El *cupping* o terapia con ventosas, integrada dentro de la medicina tradicional china, es una terapia increíblemente antigua y universal que se expandió ya desde muy temprano por las distintas culturas (Lara, s.f.).

Esta técnica es recordada por el famoso taoísta, alquimista y herbolario GeHong (281-341 a. C.) (Jadhav, 2018). De acuerdo con Ann Michelle Casco, la clásica técnica de ventosas es llamada *ba guan zi*, siendo ventosas secas o húmedas (Jadhav, 2018). Originalmente, se aplicaban usando cuernos de animal, arcilla o bambú y colocados en puntos particulares o meridianos en el cuerpo, especialmente en la espalda (Kamaruzaman, 2012), (Jadhav, 2018).

Cultura	Año	Referencia
Mesopotámicos	3300 a. C.	Uso de ventosas con finalidad médica
Egipcios	2200 a. C.	Papiros que ofrecen indicaciones de su aplicación
India	1500 a. C.	Ayurveda, el escrito más antiguo hace referencia a la práctica médica con ventosas
Griegos	400 a. C.	Hipócrates dejó las primeras indicaciones detalladas de la utilización, posteriormente Paracelso y Galeno consolidaron la técnica en textos médicos
Árabes		La llamaban *Hijhama*, las utilizaban desde hace miles de años con registros de innumerables enfermedades.
Chinos	Primer registro en 280 d. C.	Se sabe que su práctica remota a más de 3000 años, *cupping* se relaciona principalmente como una práctica de la medicina china

Tabla 2. *Cupping* o ventosas en diferentes culturas (Lara, s.f.)

Cultura griega

La mitología griega asoció el rayo y el consecuente trueno con Zeus, el más grande y poderoso de sus dioses, con el máximo poder sobrenatural sobre la tierra: lanzar rayos (Poveda, 2003). En los siglos VI y V a. C. comprendieron un período en crecimiento en la cultura griega en diferentes aspectos (López R. A., 2011). El filósofo Tales de Mileto (625-547 a. C.), nacido en la jónica ciudad de Mileto, siendo relativo a su nombre, recorrió el mundo civilizado y moderno en aquel momento, sus grandes y profundos conocimientos le permitieron formar parte de la lista de los «siete.sabios de Grecia» (Poveda, 2003). Para él, la tierra era un enorme disco que flota sobre un mar infinito, cubierto de la semiesfera celeste, del agua todo procedía y a ella todo iba a dar (Bascuñán, 1999). En 600 a. C. aproximadamente, se refirió por primera ocasión a los fenómenos electrostáticos sobre pequeños objetos (López, López, & Solís, 2016). Obtuvo por primera vez de forma artificial la electricidad estática, frotando ámbar amarillo, atrayendo objetos ligeros como trocitos de madera o pajitas (López R. A., 2011).

Es considerado el padre de la electricidad (Benito M. E., 2013). Es la primera aportación conocida sobre los fenómenos eléctricos (Morillo, 2000). Enseñó que la esencia de la vida estaba relacionada con la capacidad del movimiento, con esta asociación, imanes y sustancias electrostáticas como el ámbar, lograron causar movimiento de metales y fragmentos de tela y papel, teniendo vida (Basford, 2001). A Anaximandro, estudiante de Tales de Mileto, se le atribuyen las declaraciones sobre, que las tormentas, rayos y torbellinos eran causados por el viento dentro de una nube y, estos se formaban por la ruptura de la nube (Bonsma, 2014).

Cuando se planteó en la astronomía que la tierra es esférica, los griegos rodearon la tierra con una esfera de aire, de manera que Anaxímenes de Mileto (¿550?-480 a. de C.), inspirado en la visión del cosmos, postuló que el aire es «el constituyente elemental del universo» (Bascuñán, 1999). Herodoto reporto una relación de la helioterapia con el grado de la fuerza del esqueleto humano por la exposición al sol, menciona en sus historias: «La razón por la que los egipcios rasuran la cabeza de los niños, para que el hueso del cráneo endurezca por el sol» (Hönigsmann, 2013).

Igual que la electricidad, el fenómeno del magnetismo era conocido desde la antigua Grecia (Beléndez, 2008). El término latino *electrum*, derivado del griego con mención en *La Odisea*, refiriéndose a una sustancia metálica en una aleación de plata y oro (López R. A., 2011). El magnetismo se acuñó, debido al pastor griego Magnes, derivado de la ciudad de Magnes, Asia Menor, quien demostró cómo algunos minerales atraían el extremo metálico de un bastón (Morillo, 2000). O se atraían las rocas entre sí, se las llamo *magnets* (imanes) aludiendo a Magnesia (Magnes), lugar de su descubrimiento (Canals, 2008).

Médicos de la antigua Grecia compartían la opinión del conocimiento que el control de la temperatura corporal permitiría controlar enfermedades, el filósofo Parménides (ca. 540- ca. 470 a. C.) estaba convencido de la efectividad de la hiperemia como tratamiento (Gas, 2011). La medicina en la sociedad griega era una servidora de la naturaleza, los fundamentos básicos del tratamiento de la enfermedad propuestos por Hipócrates fueron: a) favorecer y no perjudicar, b) abstenerse de lo imposible, y c) ir contra el principio de la causa (Goberna, 2004).
La historia médica antigua hace mención del uso empírico de agentes físicos para mantener y mejorar la salud en la antigua Grecia. Los escritos de Hipócrates daban gran importancia terapéutica a la dieta, los ejercicios corporales, masajes y baños de mar (Vergara, 2010). Heródico de Selimbria, maestro de Hipócrates, para él la enfermedad derivaba de una mala

alimentación y basaba su terapéutica en alimentos, ejercicio físico y modo de vida equilibrados (Espinar, 2011). Hipócrates de Cos (460-379 a. C.) es considerado el padre de la medicina, se le atribuyen 53 libros médicos (Valdez, 2007).

La fisioterapia fue iniciada, según los textos desde 460 a. C. cuando Hipócrates, quien podría ser el primero en practicar la terapia física como el masaje, técnicas de terapia manual e hidroterapia en el tratamiento (Sharma, 2012). Hipócrates reseña el efecto de adormecimiento producido por el pez torpedo negro (Heidland, y otros, 2012). También se le acuña el uso de ventosas en el tratamiento de enfermedades internas y afecciones estructurales (Kamaruzaman, 2012). Así mismo, expresaba que la enfermedad debía ser incurable, si esta no era tratada con calor, también trató cáncer de mama con hiperemia (Gas, 2011).

En el siglo V a. C. Hipócrates define la tuberculosis como la enfermedad «más grave de todas, la de curación más difícil y la más fatal» (Ledermann, 2003). Un antiguo tratado griego de Hipócrates que hace referencia al valor dietético del torpedo del Mediterráneo comparado con otros alimentos animales y vegetales refiriéndose al adormecimiento que produce, los griegos llamaban a los peces con propiedades eléctricas como *narke* el cual significa producción de adormecimiento, el cual forma la raíz del término moderno «narcosis» (Wu, 2007), (Lancheros, Castellanos, Barrera, & Reynolds, 2013).

Aunque ya en el *Tratado Hipocrático* se describían y definían los cuatro tipos de terapias trocantes, estando la cuarta como fisioterapia que trabaja por energías química, térmica, eléctrica, magnética y vibratoria (Uriarte, 2002). Se creía que el átomo era una partícula fundamental indivisible (Morillo, 2000). Conforme a la idea de los griegos en su época de oro, cuatro siglos antes de la era cristiana sobre la materia, esta se componía de elementos pequeños e indivisibles que les llamaron «átomos». Esta teoría se mantuvo vigente por 23 siglos, hasta finales del XIX (Medina V. J., 2001). En el siglo V a. C. se remota la hipótesis atómica de la materia, Leucipo y su discípulo Demócrito postularon que los cuerpos estaban compuestos por diminutas partículas indivisibles, las llamó átomos (Boveri, 2014). Siendo aventurada la idea de los antiguos griegos, que la materia es discreta y se construye a partir de átomos como bloques fundamentales (Uribe, 2016).

Aristóteles (348-322 a. C.) halló cómo las electro-placas ubicadas en los laterales de la cabeza del pez torpedo, que utilizaba para paralizar sus presas, lograban mitigar la gota cada vez que se colocaba el pez vivo en la zona de dolor (Benito M. E., 2013). El pez torpedo se deriva del latín *torpere* (Macdonald, 1993). Aristóteles criticó a Heródico por conservar la salud a base de privarse de todo o casi todo lo humano (Espinar, 2011). Teofrasto (371-264 a. C.), discípulo de Aristóteles, quien en 350 a. C., describe la propiedad de la turmalina, mineral que al calentarse obtiene la capacidad de atraer y adherir pequeños objetos como el ámbar frotado (Poveda, 2003). Teofrasto de Ereso describió en su tratado *Sobre las piedras*, la clasificación de los minerales por sus propiedades comunes y su comportamiento al calentarlos observó que el ámbar y el lincurio atraían variados materiales como el cobre y el hierro al ser frotados (López R. A., 2011).

Platón indica en el pasaje del Menón, en el bien conocido porte de Sócrates de electrificar a su audiencia, Teofrasto, discípulo de Aristóteles, observó que el pez torpedo transmitía sus descargas a quienes sostenían bastones y arpones, este pez entumecía a quienes los sostenían en sus manos (Wu, 2007). Criticaba la terapéutica de Heródico por alargar el sufrimiento atrasando la muerte inevitable (Espinar, 2011). Posteriormente, al proponer Platón y Aristóteles una contradicción lógica respecto a la existencia de partículas indivisibles, la hipótesis atómica cayó en el olvido (Boveri, 2014). Existe mención que la acústica como ciencia es muy antigua donde Pitágoras muestra en sus trabajos la existente relación entre la longitud de las cuerdas vibrantes y el sonido percibido (Prada, 1995). Y una relación entre el tono del sonido y la frecuencia, pero no hizo relación alguna con la medicina (Baker, 2005).

Arquímedes de Siracusa nació en 287 a. C., fue una figura célebre en Siracusa por sus cualidades científicas, grandes inventos y su vinculación con la familia real, la anécdota más conocida de Arquímedes es la de «La corona de oro de Herón» (Parra, 2008). Relata Vitruvio que en el siglo III a. C. Herón encargó a un artesano que le hiciera una corona por lo que le entregó cierta cantidad de oro, el orfebre le entrego la corona terminada, pero el Herón sospechó que se había sustituido parte del oro de su corona por otro metal de inferior calidad (Martínez-Pons, 2012). Es considerado una de las más grandes mentes de la antigüedad clásica, siendo matemático, físico, ingeniero, inventor y astrónomo, descubrió el centro de gravedad de los cuerpos, muere en 212 a. C. (Medina C., 2014).

Los inmediatos sucesores en el campo científico de Arquímedes relataron que había escrito un libro sobre «los rayos de sol que queman» antes de 212 a. C., sin evidencia de este hasta nuestros días (Perales, s.f.). Muchas de sus máquinas innovadoras eran con fines militares, como el «rayo de calor», que consistía en un arreglo de espejos que colectivamente funcionan como un reflector parabólico para concentrar rayos de luz solar en un punto, esto para incendiar barcos invasores (Medina C., 2014). Los espejos ustorios se emplearon para quemar las velas de los navíos hostiles del cónsul romano Marco Claudio Marcelo (Perales, s.f.). En 200 a. C., curanderos griegos usaban pastillas de ámbar para detener hemorragias y, como sucedería en el futuro nuevamente, anillos magnéticos para tratar la artritis (Basford, 2001). Con dos mil años de presencia en el mundo islámico y Europa, la medicina griega clásica fue siendo removida por los inicios de la medicina científica moderna que se originó en el Renacimiento por un profundo proceso de pensamiento lógico (Valdez, 2007).

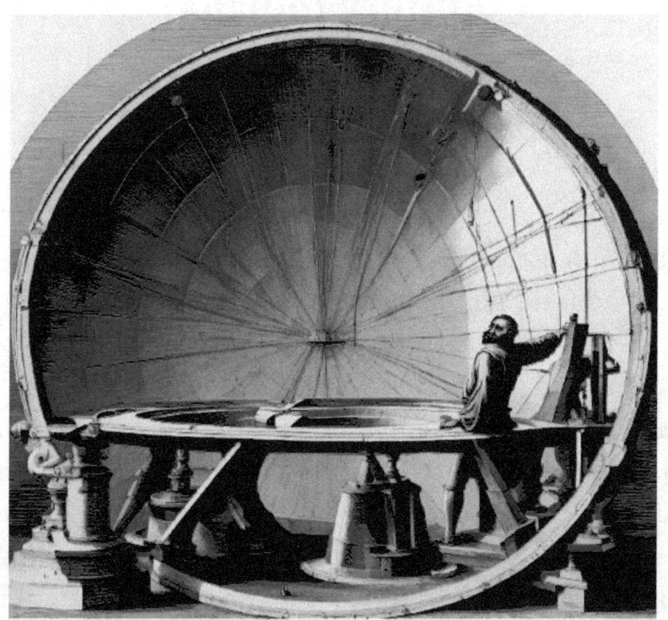

Representación de Arquímedes con su máquina «Rayo de calor», la cual era una herramienta bélica. El espejo gigante concentraba toda la luz reflejada en un punto más pequeño, por lo que la densidad de energía era mayor y podría prender cualquier material inflamable.

Cultura romana

Tras la llegada de imperio romano, la visión de la enfermedad sigue la visión griega (Goberna, 2004). Médicos esclavos fueron los encargados de la introducción de la medicina griega a Roma, con existencia de una diversificación de la medicina hipocrática y fragmentada en sectas y escuelas médicas (Valdez, 2007). Muestra la gran importancia de los romanos en la utilización del sol, aire y mar, aprovechando el clima para el tratamiento de múltiples procesos, con Celio Aureliano como defensor de la luz solar como agente curativo (helioterapiaMorillo, 2000). Aunque el *Atharva-Veda* (texto sagrado del hinduismo) reporta cómo curanderos usaron la ingestión de semillas de la planta de *Bavachee* y luz solar para tratar la «leucoderma» (Hönigsmann, 2013). A Anthero, esclavo del Emperador Tiberio (14-37 d. C.) que gozaba de libertad, se le aplicó por primera vez la electricidad con efectos terapéuticos, siendo la primera persona en recuperarse de gota por las descargas eléctricas del pez torpedo (Avedaño, 2015).

En el 46 d. C., Escribonio Largo (Aulo Cornelio Celso), médico y veterinario, protocolizó el primer tratamiento de electroterapia a dolores articulares, prescribiendo el uso de una Trimielga negra (pez torpedo) viva en los pies del paciente a orilla de la playa hasta perder la sensibilidad (Benito M. E., 2013). Como médico oficial del emperador Claudio, gozaba de un acceso directo en los archivos médicos del imperio e incorporó los remedios que solo consideró eficazmente probados (Wu, 2007). Es la primera referencia histórica de electroterapia por vía transcutánea con peces eléctricos como tratamiento en su obra De Compositionibus Medicamentorum (López R. A., 2011).

Su libro De re médica, se cree fue escrito el año 25 o 30 d. C., fue encontrado por el papa Nicolás V (1397-1455), la primera edición se publicó en 1478 en Florencia, en su libro trata tan extensamente la hidroterapia que se piensa que Celso fue el primero en establecer las indicaciones de esta (Vergara, 2010). Cornelio Celso, que realmente no sería un médico, sino el autor de una enciclopedia general que traduciría algún tratado griego de medicina o compendio de medicina griega, su utilidad reside en que nos sirve de fuente para muchos textos hoy perdidos (Espinar, 2011).

Plinio el Viejo (23-79 d. C.) escribió en su libro Historia natural que, 1000 años atrás, un pastor en la actual Turquía notó que los clavos de sus sandalias eran atraídos hacia el suelo por piedras con fuerza de atracción, actualmente se conocen como magnetita (Fe_3O_4), antes llamada magnesia (Basford, 2001). Plutarco describió el uso del pez torpedo en el año 100 d. C. con fines analgésicos, la terapia ocurría a orillas del mar, la descarga eléctrica se producía al pisar al pez (Lancheros, Castellanos, Barrera, & Reynolds, 2013).

Claudio Galeno (129-200 d. C.), describió que el pez torpedo produce un letargo por el choque semejante a una dificultad de movimiento debido al enfriamiento y compresión del tejido nervioso, que la descarga podía transmitirse a distancia en modo parecido a la cualidad del frío (Wu, 2007). Trató de aliviar la cefalea y prolapsos con pez torpedo muerto, fallando en lograr el efecto, pero cuando el pez era aplicado vivo, encontró su efectividad en el adormecimiento. También se registraron las primeras observaciones de contracción muscular que podía producir la descarga del pez (Macdonald, 1993).

Galeno nació en Pérgamo y ejerció en Roma, médico y autor de 400 obras en las que reunió y sistematizó los conocimientos médicos de la antigüedad. Ciento cincuenta de sus obras continúan conservadas actualmente. Destacaba en los conocimientos de anatomía y fisiología, donde la teoría humoral y el principio de teleología formaban sus bases (Valdez, 2007). Fue la figura más representativa de este periodo, reelaboró la herencia intelectual y técnica propia del Corpus hipocrático y la mejoró mediante una influyente teoría de la correcta indicación terapéutica (Goberna, 2004). La teoría del pez torpedo de Galeno se mantuvo activa por más de mil años (Wu, 2007).

Edad Media

En el Medioevo, el dolor fue entendido como una forma de sufrimiento, el dolor actuó sobre el cuerpo y el alma misma, la fe cristiana pone al dolor en un contexto cercano con la culpa y el pecado, soportar el dolor fue considerado como una práctica en la consagración a Dios (Sabatowski, Schäfer, Kasper, Brunsch, & Radbruch, 2004). San Agustín (354-430 d. C.) discutió sobre el magnetismo en su libro *Civitate Dei*, declarando que encontró inexplicable cómo los imanes atraen el metal, pero no la paja (Basford, 2001). A partir del siglo VI aparece el sacerdote médico, entre ellos San Benito de Nursia, quien aconseja a los monjes: «Aprended a conocer las virtudes de las plantas... Leed a Hipócrates, a Galeno, a Celio Aureliano» (Goberna, 2004). La utilización en la navegación de una aguja imantada como brújula se remonta desde el medievo, no obstante, la existencia de la comprensión de las propiedades de la brújula estaba ya establecido por los chinos siglos antes, llegando al occidente por los árabes (Beléndez, 2008).

Aparecen aplicaciones empíricas de los ultrasonidos usando el campo de resonancia de un cristal para algunas afecciones como las neurológicas (Martínez, Vitola, & Sandoval, 2007), (Morillo, 2000). Hacia el siglo IX, China empezó a establecer intercambios económicos y culturales con otros países, conduciendo a la expansión de la medicina china hacia Japón, Corea, Vietnam, India y Arabia, al mismo tiempo China asimilaba lo procedente de estos países (Embid & Pintal, 1993).

A partir del siglo X d. C. la medicina tradicional china se sistematiza como una ciencia avanzada y completa, valiéndose de diferentes herramientas terapéuticas como la acupuntura (Reyes G. A., 2008). Desde los griegos y romanos, mediante los alejandrinos y bizantinos, la terapia por ventosas llegó a los musulmanes, árabes y persas (Musumeci, 2016). El método de ventosas fue altamente recomendado por Muhammad, siendo bien practicada por los musulmanes quienes elaboraron y desarrollaron el método, la nombraban *Hijham*, que significa «succión» (Jadhav, 2018).

Aproximadamente en 1100 d. C., el medico árabe Ibn al-Baitar menciona en su libro *Mofradat El-Adwiya* un tratamiento para el vitíligo con extractos orales de *Ammi majus* y luz solar al igual que los egipcios (Hönigsmann, 2013). Al-Baitar fue un gran científico, botánico y farmacéutico de Andalucía (Al-Andalus) en la Edad Media (AI-ISMAIL, 2006). De todos los fenómenos electromagnéticos, el rayo tenía que ser uno de los más espectaculares, es mencionado en la Biblia como indicador de la presencia de Dios, en la historia del clima europeo el resplandor era tomado como un mal presagio por los marineros (Bonsma, 2014).

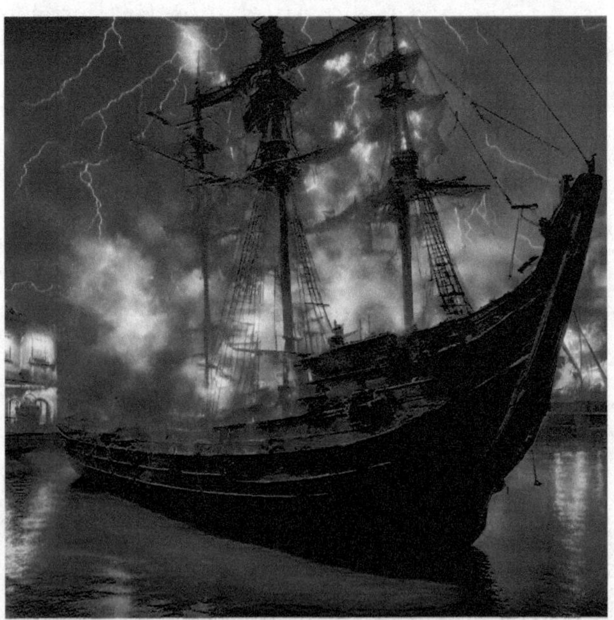

Representación de un barco que, al recibir un rayo en el mástil, muestra bolas de fuego que alumbran con fluorescencia. A este fenómeno se le llama «Fuego de San Telmo».

Los marinos conocían el fuego de San Telmo, fluorescencia que aparecía en lo alto de los mástiles durante las tormentas (López, López, & Solís, 2016). A veces lo consideraban como signo de presencia de una deidad (Bonsma, 2014). Pierre de Maricourt descubrió en 1269 que si una aguja imantada se deja libremente en distintas posiciones sobre un imán esférico se orienta en líneas que, rodeando al imán, pasan por puntos ubicados en extremos opuestos a la esfera, así, como atracción y repulsión, estos puntos fueron llamados polos del imán (Beléndez, 2008).

Durante la dinastía Ming (1368-1644 d. C.) los jesuitas llegan a China y con ellos la medicina occidental inicialmente restringida al emperador, numerosos libros de anatomía se traducen al chino, siendo época del gran acupuntor Yang Jizou que edita los 10 capítulos de *Zhen Jiu Da Cheng* (Reyes G. A., 2008). A finales de la Edad Media los imanes fueron usados para recuperar cuerpos extraños como dagas de hierro, puntas de flecha del cuerpo, también se le atribuían al imán poderes como afrodisíaco, curar la calvicie, purificar heridas, tratar la artritis y la gota (Basford, 2001).

El Renacimiento (siglos XV y XVI)

En el Renacimiento está presente una revolución científica que abarcó Europa, iniciando naturalmente de sus raíces medievales, prolongándose y profundizándose por los siglos siguientes, pero poco se habla de la ciencia (filosofía; Bascuñán, 1999). Este periodo cursó un cambio en la condición al cuerpo del ser humano (Valdez, 2007). A principios del siglo XVI, el científico italiano Girolamo Fracastoro (1483-1553), interesado en los fenómenos de la electricidad, construyó un pequeño instrumento para detectarla, es una aguja pequeña sobre un eje vertical que se orientaba a un objeto electrizado (Poveda, 2003).

Theophrastus Bombast von Hohenheim (1493-1542) apodado como Paracelso (Basford, 2001). Usó barras imantadas, distinguiendo los efectos terapéuticos del polo norte y del polo sur, también comienza a distinguirse entre ciencia y empirismo, embozándose la ciencia que conduciría de la alquimia a la química moderna (Morillo, 2000). También Paracelso constó que «el aire es algo muy complejo, un *chaos* (caos)», por sus consideraciones en la importancia de las cantidades de sustancias recetadas a los enfermos, ha hecho que se le considere como el fundador de la Dosimetría (Bascuñán, 1999).

El médico y matemático italiano Gerolamo Cardano (1501-1576), en su publicación *De subtilitate rerum*, publicada en Nuremberg, 1550, posiblemente distingue las fuerzas eléctricas y magnéticas al diferenciar el ámbar con la magnetita la cual nombraba «piedra imán», intentando establecer una teoría de la electricidad estática (López R. A., 2011). Siendo hombre típico de la ciencia renacentista italiana, se basó en ciertos experimentos de su autoría, sustentó la idea nueva y asertiva sobre la existencia de la diferencia absoluta entre las propiedades de atracción de un imán al hierro y la del resultado de friccionar el ámbar en pequeños y livianos objetos (Poveda, 2003).

Como primera referencia a la acupuntura en Occidente aparece en el siglo XVI a través de Jerôme Cardan, aunque, Marco Polo ya se habían referido a las «agujas que curan» (Embid & Pintal, 1993). En 1592 Galileo Galilei (1564-1642) diseña el primer termómetro, consistente en un tubo de vidrio vertical cerrado, con un líquido con varias esferas de vidrio y diferentes líquidos coloreados sumergidas en otro líquido, en cuanto aumenta la temperatura, disminuye la densidad del líquido cambiando la flotabilidad de las ampollas (Martínez-Reina & Amado, 2016).

William Gilbert (1544-1603), contemporáneo de Kepler y Galileo, llevó a cabo cuidadosos estudios de las interacciones magnéticas (Beléndez, 2008). Médico inglés, introdujo que el entendimiento de la naturaleza solo viene de los experimentos y las observaciones. Llevó a cabo experimentos en la electrostática y magnetismo que describía ampliamente en sus publicaciones (López R. A., 2011). Padre del electromagnetismo moderno enuncia en su libro *De magnete magnetisque corporibus et de magno magnete tellure* las propiedades eléctricas de otros objetos y clasifica las sustancias eléctricas en cuerpos eléctricos conductores y aislantes (Benito M. E., 2013). Publicó los resultados en su libro en 1600, siendo la primera descripción integral del magnetismo (Beléndez, 2008).

Gilbert, siendo médico de la reina Isabel I de Inglaterra, explica en su obra la orientación de la aguja magnética en el sentido de los meridianos, por lo que considera la tierra como un enorme imán, establece diferencias entre electricidad y magnetismo (Morillo, 2000). Fue un prestigiado médico por sus servicios personales a la reina, aunque la monarca falleció casi inmediatamente después de su nombramiento (Beléndez, 2008). Parcialmente Gilbert, describe la palabra electricidad, aclara que las propiedades del ámbar son diferentes a la de los imanes y que otras sustancias tenían la «fuerza ámbar» al frotarlas (Albornoz, Maya, & Toledo, 2016).

Por las propiedades electrostáticas ya conocidas del ámbar, se condujo a los términos *electron* y *electricity* en inglés, más tarde «electrón» y «electricidad» en el idioma español (López R. A., 2011). Construyó un *versorium*, instrumento para detectar la electricidad parecido al construido por Fracastoro, siendo un predecesor al que construyera Gilbert (Poveda, 2003). Antes de morir la reina Isabel le dejó una cantidad considerable de dinero, que ayudó a Gilbert a continuar investigando el magnetismo, concluyendo que la tierra puede ser considerada como un imán gigante con sus polos (Beléndez, 2008).

1	La electrización estaba atribuida al movimiento de un fluido o «humor», como resultado, un «efluvio» o «atmósfera» rodeando el cuerpo. Al cambiar el «efluvio» a «carga» y «atmósfera» a «campo eléctrico» estaba en una dirección correcta.
2	Suele mencionarse que Gilbert terminó el período descriptivo del fenómeno electrostático originando la electrofísica, donde se iniciarán los avances fundamentales en los descubrimientos de la electricidad.
3	Junto con el ámbar, otras sustancias sólidas tienen la propiedad de electrizarse al ser frotadas con un pedazo de seda o de lana. Así ocurre con el nácar, vidrio, azufre y el diamante.
4	Crea la palabra *electricum*, de origen latino para señalar los fenómenos, basada en la palabra griega *elektron*, que significa ámbar. La palabra accedió a otros idiomas con pocos cambios a la par con sus derivadas «electricidad», «electrizar», etc.
5	Indica la presencia de cuerpos electrizables al frotarlos como el ámbar, por lo que, los llama «eléctricos», y cuerpos no electrizables como el cuero, donde los llama «no eléctricos».
6	Recalca sobre las diferencias esenciales entre fuerza electrostática y fuerza magnética.

7	Señala sobre la electricidad estática, que esta se disipa con facilidad en el aire húmedo y, en el aire seco dura más tiempo; al contrario, con la humedad del aire, ya que no afecta al magnetismo de los imanes.
8	Indica sobre la capacidad de electrizar varios cuerpos como los metales, unos líquidos y el humo.
9	Las atracciones electrostáticas entre dos cuerpos se ejercen directamente de un cuerpo al otro por medio del espacio sin intervención del aire como medio.
10	Indica que el calentamiento disipa el poder atractivo de los cuerpos cargados de electricidad.
11	Registra sobre la atracción electrostática donde esta queda muy reducida por los cuerpos interpuestos como papel, la madera, vidrio, agua y otros.
12	Señala que en algunos casos hay atracciones electrostáticas, pero que también hay repulsiones entre cuerpos cargados en otros casos.
13	En una aguja puntuda y horizontal (*versorium*), que al electrizarla se orienta hacia la dirección de otro cuerpo cargado a su cercanía, se le llama electroscopio actualmente.

Tabla 3. Gilbert trata los puntos de mayor importancia, en los que atiende los principales hechos que trata Gilbert referidos a la electricidad, reseñando los siguiente (Poveda, 2003)

Francesco Redi y su discípulo Stefano Lorenzini, por primera vez disecaron al pez torpedo, sentando que el órgano eléctrico especializado era tejido muscular ordinario modificado, manifestándolo en 1671 en su obra publicada *Esperienze intorno a diverse cose naturali e particolarmente a quelle che ci sono portate dalle Inde* (López R. A., 2011). Reportaron los primeros exploradores y colonos de América del Sur que los indios nativos trataban la gota con la anguila eléctrica *(Electrophorus electricus)*, pez de agua dulce del Amazonas y Orinoco, produciendo choques eléctricos de hasta 600 V (Wu, 2007). Stefano Lorenzini (1652-1700) consideró en su publicación en 1678, donde el choque eléctrico de estos peces se ocasionaba por la expulsión súbita y rápida proveniente del órgano especializado del pez (López R. A., 2011).

Siglo XVII

Resurge el concepto del átomo en Europa cuando los filósofos naturales intentaban explicar algunas propiedades de los gases y, para describir ciertos fenómenos en términos de choque de partículas invisibles, cuyo partidario estaba Sir Isaac Newton entre otros (Boveri, 2014). Con la invención del microscopio a principios del siglo se pudo vislumbrar por primera vez el universo antes invisible de la vida microscópica, una expansión desconcertante de nuevas estructuras se extendía ante los ojos asombrados de los primeros microscopistas (Mazzarello, 2000). A mediados del siglo solo se conocía la electrización de un cuerpo frotándolo con un paño realizando pequeños experimentos (López R. A., 2011). En la dinastía Ming que gobernó durante los siglos XIV y XVII, muchos médicos plantearon la necesidad de que se uniera la medicina occidental con la medicina tradicional china, a finales del siglo (Reyes G. A., 2008).

Descartes y Snell plantean las leyes de la refracción de las ondas en 1624 (Prada, 1995). Niccolo Cabeo (1586-1650) de Ferrara, Italia, sacerdote jesuita, quien dedicó su vida al estudio de la física o filosofía natural como se designaba en sus tiempos, para 1629 descubrió el fenómeno de repulsión eléctrica, esta es entre cargas del mismo signo, la obra de Niccolo pasaría prácticamente desapercibida (López R. A., 2011).

El físico y químico Robert Boyle (1627-1691) publica su famoso libro *El químico escéptico* en 1661, obra que marca la historia de la ciencia facilitando un paso significativo de la alquimia a la química, en el libro considera el elemento químico, como un componente concreto de las sustancias (Filardo, 2011). En 1676, Boyle señaló de manera experimental que el ámbar, estando electrizado o no, mantenía sus propiedades estando dentro de una campana de vidrio al extraer el aire, llegando a la conclusión de que el aire no es una barrera, ni fuente para la atracción eléctrica (Poveda, 2003).

Los avances más decisivos comienzan en este siglo, con los trabajos de Otto Von Guericke (1602-1686) (Morillo, 2000). Nacido en Magdeburgo, político, físico e ingeniero militar, notó fenómenos electrostáticos que al frotar con sus manos una esfera, recibía descargas, fenómenos de atracción y repulsión, chispazos en la oscuridad y chasquidos. Realizó estos experimentos para contradecir las teorías de Gilbert, aunque su objetivo era el efecto gravitatorio del planeta (López R. A., 2011). Guericke describió los pasos para fabricar un generador electrostático en su obra *Experimenta nova Magdeburgica* en 1672 (Benito M. E., 2013).

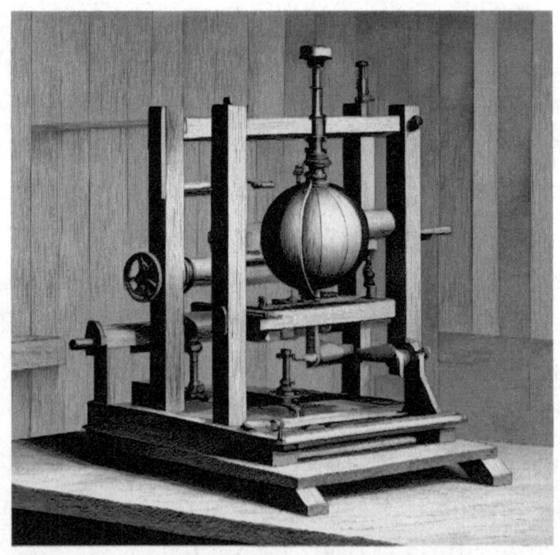

Representación del generador de corriente fabricado por Otto Von Guericke. Aunque él lo fabricó para mostrar el efecto gravitatorio del planeta, el generador ganó popularidad en toda Europa para los laboratorios.

El artefacto se compone de una esfera de azufre no mayor a la cabeza de un niño fijada en una estructura de madera, esta giraba sobre un eje e impulsada por una rueda con manija (Poveda, 2003). Unas poleas la hacían girar, con la fricción se lograba cargar negativamente (Benito M. E., 2013). Por lo que fabricó la primera máquina electrostática capaz de producir triboelectricidad, refiriéndose a la electricidad por frotamiento (López, López, & Solís, 2016).

Guericke no tenía el propósito de fabricar la máquina como producción de electrostática, pues su objetivo era solamente realizar una muestra de energía cósmica, por lo que no dio importancia a las observaciones eléctricas. El artefacto se replicó en toda Europa, estando presente en los laboratorios (Poveda, 2003). En 1646 Sir Thomas Browne, médico, usa la palabra electricidad por primera vez (Albornoz, Maya, & Toledo, 2016). En 1678, el científico holandés Christiaan Huygens propuso que la luz estaba formada por ondas, aunque la comunidad científica se inclinó por la teoría corpuscular de la luz de Newton, hasta que, en 1801, Thomas Young probó mediante experimentos de interferencia, que la luz es un fenómeno ondulatorio (Morones, 2010). Para 1690, Huygens enuncia los principios básicos de las teorías ondulatorias, concluye que los puntos alcanzados por una perturbación pueden considerarse como otras tantas fuentes secundarias (Prada, 1995).

Isaac Newton (1642-1727), físico británico conocido por las leyes de la gravedad, del movimiento y su trabajo en el campo de la óptica, pensaba que la luz estaba formada por partículas, sin poder resolver cómo una partícula se reflejaba a través de un cristal, tal vez por ciertas imperfecciones en su superficie (Clegg, 2015). Precisó la diferencia entre peso y masa a partir de los conceptos de densidad; trabajando con péndulos, llegó a la conclusión de que el peso es proporcional a la masa (Bascuñán, 1999). Newton dividió el haz de luz en siete colores básicos utilizando un prisma y descubrió la primera rueda de colores (Grzybowski, Sak, & Pawlikowski, 2016). Físico, filosofo, teólogo, inventor, alquimista y matemático, descubrió que la electricidad se transmitía por el vidrio teorizando como un principio etéreo, situado en el movimiento por las vibraciones moleculares de los cuerpos, así, discerniendo el motivo de los fenómenos eléctricos (López R. A., 2011).

El modelo corpuscular del que Newton llegó a ser el defensor más conocido, quien postulaba que la luz está formada por pequeñas partículas en movimiento, modelo que explicaba algunos fenómenos ópticos como el que la luz parezca propagarse en línea recta y las leyes de la reflexión (Barbero, 2015). Desde los tiempos de Newton hasta los primeros años del siglo XIX, la teoría corpuscular de la luz gozó del favor de la mayor parte de los físicos, fundamentalmente por la autoridad de Newton (Beléndez, 2008).

A finales del siglo, los métodos de acupuntura llegaron a Europa, Francia es el primer país donde se comienza la aplicación científica de acupuntura con estudios, intercambios médicos y aplicación científica (Reyes G. A., 2008). La Ruta de la Seda es la vía de arribo a Europa y llevando consigo conocimientos de la medicina árabe y medieval en el método (Cobos, 2013).

Siglo XVIII

La transformación abrupta ocurre en el cambio entre los siglos XVII y XVIII, ya que a inicios del siglo la electricidad se encontraba en una fase primaria y está ligada a los fenómenos magnéticos (López R. A., 2011). En este siglo la física tuvo un avance importante, como principal detonante fue la revolución industrial en Inglaterra, el progreso de la acústica, la termología y los fenómenos eléctricos tuvieron impacto en la medicina (Morillo, 2000). Esta revolución incorporó al proceso productivo la máquina de vapor y la energía del carbón, cuya extracción aumentó en forma ininterrumpida durante el siglo XIX (Schoijet, 2002). En los inicios del siglo, con la producción artificial de electricidad con la ayuda de máquinas, se expandió el uso de la electricidad como opción terapéutica (Steinberg, 2011).

Partiendo en este siglo, el tratamiento del dolor con electricidad por medios naturales fue reemplazado por electricidad hecha por el hombre con aparatos eléctricos (Heidland, y otros, 2012). La raya torpedo era consumida comúnmente en Francia, en la preparación del alimento retiraban el órgano eléctrico que era considerado como nocivo, la mala fama del daño del órgano eléctrico se debe por un espectáculo en el que introducían peces pequeños en baldes con rayas torpedo para observar el efecto del poder eléctrico que estas provocaban (Lancheros, Castellanos, Barrera, & Reynolds, 2013).

El primer generador electrostático fue inventado a principios de siglo por un protegido de Newton, Francis Hauksbee, conduciendo a una mayor practicidad del estudio y demostración de la electricidad (Basford, 2001). La electroterapia inicia su progreso con formidables evoluciones en el conocimiento, los centros de mayor investigación se situaron en Inglaterra y Francia en el campo de la electricidad, partiendo de 1740, en Alemania se centra en el mayor progreso (López R. A., 2011).

El desarrollo de la contracción muscular por electroestimulación o estimulación eléctrica neuromuscular comenzó a practicarse desde el siglo XVIII con objetivos terapéuticos y tratar pacientes paralizados utilizando generadores electrostáticos (Hainaut & Duchateau, 1992). Nacen los experimentos en humanos con los primeros generadores de energía eléctrica estática, la electricidad estática con fines médicos fue el único conocido durante la «primera infancia» de la electroterapia en el siglo XVIII, desde la máquina electrostática hasta la pila (1750-1800; López R. A., 2011). Daniel Gabriel Fahrenheit (1686-1736), logró fabricar en 1714 el primer termómetro a base de mercurio, perfeccionando así el «termómetro de Galileo», su aporte más relevante fue el diseño de la escala termométrica arbitraria, que lleva su nombre (Martínez-Reina & Amado, 2016).

Stephen Gray (1670-1736), tintorero, experimentador aficionado y colaborador de la *Royal Society* (Beléndez, 2008). Nació en Canterbury, Inglaterra, científico amateur, realizó contribuciones en astronomía y electricidad (Torres, 2010). Físico residente en Chaterhouse, su área de investigación se centró en el fenómeno de la electricidad, iniciando los experimentos sobre la misma en 1720, sus experiencias más importantes fueron sobre la capacidad de transportar energía eléctrica a distancia (López R. A., 2011). En 1729, Stephen Gray instituye que la electricidad se puede conducir a través de un cuerpo conductor (López, López, & Solís, 2016).

Su experimento más destacado fue en 1730, donde descubrió que el cuerpo humano tenía la capacidad de funcionar como un conductor eléctrico, suspendió por medio de hilos a un joven, colocando un tubo de vidrio de cuarzo próximo a los pies y un electroscopio de hoja cercano a su nariz, notando que el electroscopio se movía hacia la nariz (López R. A., 2011). También descubrió, que la electricidad se transmitía por un hilo metálico, distinguió entre conductores y aislantes, que la electricidad se concebía como un fluido que podía pasar de un cuerpo a otro, cabe notar que en la actualidad se continúa hablando de «fluido eléctrico» (Beléndez, 2008). En 1740, Anders Celcius (1701-1744) modificó la escala Fahrenheit tomando como puntos fijos los puntos de congelación y ebullición del agua al nivel del mar (Martínez-Reina & Amado, 2016).

Botella de Leyden (Leiden), también llamada jarra de Leyden, fue uno de los primeros capacitores en la historia, la invención del dispositivo se le atribuye a Musschenbroek, médico egresado de la Universidad de Leiden y filósofo experimental holandés (Ducheyne, 2016). Musschenbroek (1692-1761) nació la ciudad de Leiden, Holanda; físico y matemático (Beléndez, 2008), (López R. A., 2011). Sobre una mesa colocó un matraz revestido con agua, con una máquina electrostática cargó el agua, recibiendo una descarga eléctrica al agarrar el matraz, donde el matraz sirvió como capacitor y Musschenbroek como conductor a tierra, así descargándose el matraz usando su cuerpo (Poveda, 2003).

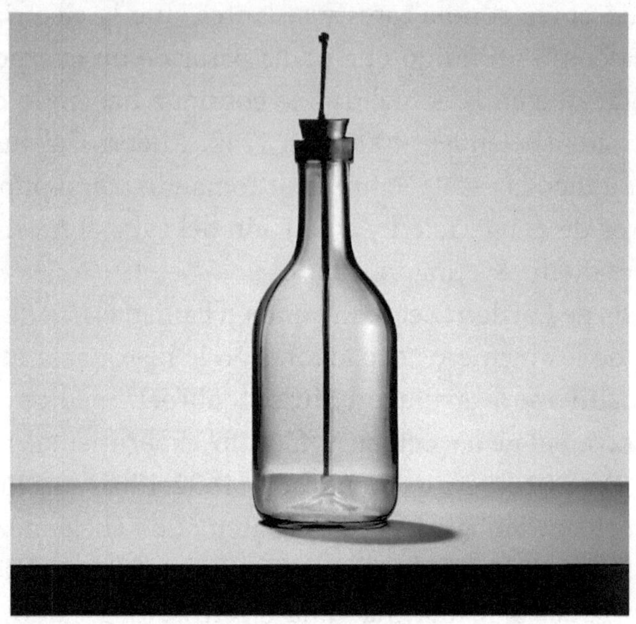

La botella de Leyden fue una herramienta importante como acumulador o almacenador de electricidad, estas se cargaban con un generador de corriente y podían almacenarse. Su uso era extenso hasta la aparición de la batería.

La jarra es un condensador primitivo para acumular electricidad revelando su capacitancia, que genera una chispa azul con magnitud equivalente a su carga, consta de tres recubrimientos en paralelo, con estaño en la parte interior como material conductor, un material no conductor como el vidrio o plástico que disminuye el campo eléctrico y nuevamente estaño en la superficie (Castellanos-Ortegon & Vija-Suarez, 2011). De este modo, el cristal de la botella hace el papel del aislante o dieléctrico del condensador, si el exterior está conectado a tierra y el interior con un cuerpo electrizado o contrariamente, la electricidad trata de escapar al suelo siendo detenida por la capa de cristal (Beléndez, 2008). En la descarga de la jarra puede visualizarse la chispa azul que genera la botella debido al paso de corriente que ioniza el aire y seguida del inherente sonido del arco voltaico que calienta la atmosfera expandiendo el aire vertiginosamente con presencia de ondas de choque (Castellanos-Ortegon & Vija-Suarez, 2011).

Musschenbroek colaboró en el estudio del magnetismo, inventó la botella de Leyden junto con Ewald Georg Von Kleist (1700-1748) y su equipo de investigación a mediados del siglo (Ducheyne, 2016). Musschenbroek descubrió accidentalmente la botella en 1746, un año después de Kleist, por lo que sus descubrimientos fueron aislados sin conocimiento entre ellos. Así mismo, se propone al discípulo de Musschenbroek, Andreas Cuneus, como un tercer autor de la invención, quien estaba presente en el experimento (López R. A., 2011). Aunque algunos autores consideran a Kleist como el inventor (Wu, 2007). Kleist, de origen alemán, trabajó como profesor en la universidad de Leiden en donde propuso aislar la electricidad en un experimento en 1745, conduciendo una descarga eléctrica, desde un generador electrostático a una botella de cristal con la posibilidad de llenar eléctricamente la botella (López R. A., 2011).

La botella estableció la naturaleza eléctrica de la descarga del pez eléctrico, la capacidad de almacenamiento de la botella incrementó la cantidad de electricidad para empleo de experimentos (Wu, 2007). Se podían extraer chispas impresionantes conectando el interior y el exterior de la botella con un alambre (Beléndez, 2008). Quedando quienes realizaban los experimentos sorprendidos por la similitud del pez y la botella. Ese mismo año aparecieron reportes de la existencia de la anguila eléctrica sudamericana (*Electrophorus electricus*), al igual notando la semejanza de la descarga de la anguila con la botella (Wu, 2007). El nombre de botella fue acuñado por Abad Nollet, posteriormente Du Bois Reymond intentó denominarla «Kleiste Flasche» en honor a Kleist, sin lograr éxito (López R. A., 2011).

Nollet mejoró la calidad de los experimentos colocando láminas de estaño, de cobre, de oro y de plata en lugar de agua y las puntillas, John Bevis, médico londinense añadió cubriendo el exterior de la botella con papel estaño, William Watson creó del instrumento de manera definitiva (Poveda, 2003). Con el invento de la botella, inicia el uso de la electrostática en medicina, sus primeros usos fueron para tratar enfermedades nerviosas, Jallabert en Ginebra, Sauvages en Montpellier y, en particular, Marat en París, describieron diferentes modos terapéuticos como descargas o baño eléctrico (López-López, 2006).

Charles Francois de Cisternay Du Fay (1698-1739) nació en París, teniente del Ejército a sus catorce años, gran investigador, contemporáneo y rival de Stephen Gray que, estimulado por su información, se interesó en el estudio de la electricidad (López R. A., 2011). Para 1733, Du Fay encuentra la existencia de dos cargas eléctricas en relación con dos tipos de fluidos eléctricos (López, López, & Solís, 2016). Químico y administrador del jardín del Rey, en 1734 estableció que las propiedades de la electricidad de distinto signo donde «la característica de ambas electricidades es que un cuerpo cargado con electricidad vítrea repele a todos los demás cargados con la misma electricidad, atrayendo a los que poseen la electricidad resinosa» (Beléndez, 2008).

Du Fay probó que el cuerpo humano era electrizable y conductor eléctrico, intuyendo un pilar en las próximas aplicaciones de la electroterapia (López R. A., 2011). Du Fay comprendió las distintas propiedades de los signos (Beléndez, 2008). Divulgó que la electricidad consiste en dos fluidos, siendo el *vitreous* o positivo, y *resinous* o negativo, transformándose en la teoría eléctrica de los dos fluidos, también enunció que la electricidad se desplazaba través de los gases que rodean un cuerpo rojo caliente (metal caliente; López R. A., 2011). Igualmente realizó electroacupuntura utilizando agujas de platino y acero en los músculos, nervios y nervio óptico usando una batería (Macdonald, 1993).

Christian Gottlieb Kratzenstein (1723-1795), profesor de Copenhague, utilizó la electricidad para tratar la parálisis (Vergara, 2010). Médico alemán, hizo aplicaciones de la electricidad estática con fines terapéuticos realizando sus primeras publicaciones mientras era estudiante en 1744, por la que obtuvo el primer premio de la Academia de Ciencias de Burdeos (López R. A., 2011). En 1745, Kratzenstein publicó el primer libro de la electroterapia, mencionando los efectos fisiológicos del cuerpo humano por la aplicación de electricidad como el aumento del pulso y, la aparición de un sueño reparador (Benito M. E., 2013). Corrigió la contractura de los dedos usando «electricidad estática» (Singer, 1987).

El bibliotecario italiano Giovanni Francesco Pivati (1689-1764), publica en 1747 sobre el transporte de medicamentos con el uso de electricidad e incluso podría ser transmitido a otra habitación por un cable (Helmstädte, 2001). Describió el método de la iontoforesis en su publicación (Khan, y otros, 2011). Esta y otras investigaciones podrían no haber sido verificadas por otros investigadores, quedando como primeras sugerencias sobre el uso de electricidad por transporte de medicamentos (Helmstädte, 2001). Pivati publicó en Venecia en 1749 la obra *Réflessioni fisiche sopra de la medicina elettrica* dentro del campo de la electroterapia, siendo médico y científico veneciano, quien pasó su vida estudiando la electricidad plasmada en su obra publicada en 1746 (López R. A., 2011).

Benjamín Franklin (1706-1790) inventor, editor y hombre de estado, nacido en Boston, Estados Unidos con padres de nacionalidad inglesa, desarrolló trabajos destacaron en el fenómeno de la electricidad y posibles tratamientos a patologías (López R. A., 2011). Comenzó a interesarse por la física a la edad de cuarenta años (Beléndez, 2008). Quedó intrigado por una exposición en Boston, descubriendo los principios básicos de la electrostática y desarrollando la terminología de carga, descarga, condensador, batería, descarga eléctrica, electrizar, positivo, negativo que actualmente usamos (Basford, 2001).

Después de 1740, inició el estudio de la electricidad, siendo esta quien lo impulso a nivel internacional, especialmente su famosa demostración de vuelo de cometa sobre la naturaleza del relámpago en 1752, sus estudios lo condujeron a tratar *shocks* eléctricos como tratamiento de parálisis (Huth, 2007). Fuerte defensor de la «electricidad médica», trató pacientes con parálisis y que padecían crisis convulsivas acuñando el término «franklinización» al uso terapéutico de la electricidad estática (Wu, 2007). Desarrolló una teoría de la electricidad como «fluido invisible», propuso que los cuerpos cargados positivamente tienen este fluido, siendo más exactos que un cuerpo cargado positivamente tiene demasiado pocos electrones y uno negativamente tiene demasiados (Nelson, 2005).

Concluyó que solo existe un solo tipo de fluido eléctrico (electricidad vítrea) y dos tipos de estado de electrización, llamando electricidad positiva a la que se le denominada «vítrea» y negativa a la llamada «resinosa», por lo que el fluido eléctrico debía ser de donde hay exceso a donde falta (Beléndez, 2008). Enunció el principio de conservación de la electricidad y descubrió la naturaleza del relámpago (Morillo, 2000). Reiteró que la electricidad tenía la capacidad de pasar de un cuerpo a otro al frotar vidrio que se cargaba positivamente y ámbar negativamente, siendo el principio fundamental de la iontoforesis (Benito M. E., 2013). Expresaba que «la electricidad es electricidad» la cual su flujo es desde su mayor carga a su menor carga causando un fluido eléctrico, ideó que las cargas eléctricas correspondían a protones y electrones, también desarrolló la teoría del fluido eléctrico (López R. A., 2011).

Franklin inventó la *Magic Square*, un simple condensador capaz de liberar fuertes descargas electrostáticas como tratamiento para diferentes padecimientos (Heidland, y otros, 2012). Defendió la hipótesis de la naturaleza eléctrica de las tormentas, explicó usando una cometa, que las descargas eléctricas de tipo electrostático eran los rayos e inventó el pararrayos (López, López, & Solís, 2016). En 1754, identificó el rayo como una descarga eléctrica después de enviar cometas a las nubes tormentosas, desde entonces se le conoce como el padre del pararrayos, la cometa la sostenía una cuerda húmeda sirviendo como conductor eléctrico logrando cargar las botellas de Leyden (Beléndez, 2008).

En 1748, se publica en el *Journal Scavans*, una de las primeras revistas científicas europeas, la curación de un cerrajero con secuelas de accidente cerebrovascular con catorce años de evolución aplicando electroterapia con un generador electrostático y botella de Leyden, cuando otros investigadores replicaron sus experimentos obtuvieron resultados contradictorios (López R. A., 2011). Walsh demostró la identidad entre la corriente eléctrica producida por el pez torpedo y por la botella de Leyden (Morillo, 2000). En 1750, se realizaron las primeras pruebas de electroterapia en la actual Institución Nacional de Invalidez, París, por Lassone, Morand y el Abad Nollet, electrizando a los pacientes paralíticos con la jarra de Leyden (Wirotius, 1999). A mediados de siglo existen evidencias de las primeras propuestas de la iontoforesis (Albornoz, Maya, & Toledo, 2016). Abad Nollet, cuyo nombre real es Jean Antoine Nollet (1700-1770) destacó en el campo de la electroterapia, inventó uno de los primeros electrómetros, mejoró la botella de Leyden y desarrolló el primer electroscopio (López R. A., 2011).

Joseph Priestley detalló la propiedad física de algunas partículas subatómicas de la carga eléctrica que se manifiestan mediante fuerzas de atracción y repulsión entre ellas, sirviendo a las investigaciones futuras (López, López, & Solís, 2016). Cavendish y Coulomb establecieron las medidas de la fuerza entre cargas eléctricas (Morillo, 2000). El químico y físico francés Henry Cavendish (1731-1810) propuso la ley de atracción entre las cargas eléctricas y por primera ocasión hizo uso del de potencial eléctrico como concepto, midió la fuerza de la corriente eléctrica calculando la intensidad por el dolor percibido al someterse a ella (López R. A., 2011). Hombre enormemente rico, tímido y solitario, fue uno de los primeros en dar uso al concepto de carga eléctrica, realizó muchos descubrimientos y experimentos entre 1760 y 1800 como el concepto de resistencia, siendo uno de los científicos experimentales más grandes que han existido (Beléndez, 2008). Cavendish, al que llamaron «el más sabio entre los ricos y el más rico entre los sabios», excéntrico e investigador «cuantitativo que operaba con peso, número y medida», logró medir la composición exacta del aire, demostró que los gases son materia (Bascuñán, 1999).

Los misioneros jesuitas instalados en China fueron especialmente los que empezaron a referirse a la acupuntura (Embid & Pintal, 1993); provocando así la introducción de la práctica de acupuntura en Francia en 1774 (Macdonald, 1993)

En 1777, Charles Agustín de Coulomb (1736-1806) precisó cómo la fuerza de repulsión o atracción de las cargas estaba en relación con la distancia que separaba las dos sustancias (Beléndez, 2008), (Benito M. E., 2013). Fue el primero en instituir las leyes cuantitativas de la electrostática, en 1777 inventó la balanza de torsión para medir la fuerza de atracción o repulsión entre dos fuerzas eléctricas, también realizó estudios sobre el magnetismo, el rozamiento y la electricidad (López R. A., 2011). Estudió las fuerzas entre polos magnéticos y propuso la ecuación de la fuerza entre polos magnéticos semejante a la fuerza electrostática entre cargas eléctricas y la fuerza gravitatoria entre masas gravitatorias (Beléndez, 2008). Creó un aparato de medición de las fuerzas eléctricas estableciendo matemáticamente que la magnitud de cada una de las fuerzas eléctricas con que interactúan dos cargas puntuales en reposo es directamente proporcional al producto de la magnitud de ambas cargas e inversamente proporcional al cuadrado de la distancia que las separa (López, López, & Solís, 2016).

En 1785, Coulomb descubrió y formuló la ley que rige las fuerzas de atracción y repulsión entre cargas eléctricas en base a sus experimentos realizados con una balanza de torsión de gran sensibilidad formada por una varilla suspendida de un hilo con dos esferas equilibradas a cada extremo (Beléndez, 2008).

En 1779, el biólogo Lazzaro Spallanzani descubre la clase de ondas ultrasónicas asociadas a la actividad de caza de los murciélagos (Martínez, Vitola, & Sandoval, 2007). Profesor de Padua de origen italiano, notó que los murciélagos vuelan con seguridad en la oscuridad, por lo que postula que el animal posee un sentido al que se desconocía en la época, Spallanzani estaba convencido que el murciélago se orientaba al producir un sonido que se reflejaba sobre los objetos detectándolo por el oído, es decir, eco (Prada, 1995). Demostró que los murciélagos se desplazan en la oscuridad por medio de sonidos no audibles, iniciando el concepto de la ecolocalización, a Spallanzani se le considera el padre del ultrasonido tomando en cuenta que su teoría entró en críticas (Dávila, Barros, Reynolds, Lewis, & Mogollón, 2017). El también sacerdote católico, Spallanzani teoriza en 1794 sobre la existencia de ultrasonidos, hasta finales del siglo XVIII, los biólogos pudieron comprobar que el murciélago era capaz de orientarse y volar en una habitación oscura y, con los ojos tapados (González S. M., 2013).

Luigi Galvani (1737-1798) diseminó las bases de la fisiología (Benito M. E., 2013). Profesor de anatomía de la Universidad de Bologna, fue precursor del descubrimiento de la corriente eléctrica continua (Beléndez, 2008), (Wu, 2007). Destacado científico con interés en los fenómenos de la conducción de los nervios y la contracción muscular, en un inicio mostró interés en el efecto provocado por los opiáceos, en el movimiento muscular en las ranas (López R. A., 2011). Inicia la electrocinética y es el primero en investigar las corrientes nerviosas, estudió el fenómeno de contracción muscular de las patas de las ranas, el 20 de septiembre de 1786 usando una horquilla con un diente de cobre y otro de hierro con los que toca el nervio y el músculo de una rana, la pata se contrae a cada toque suponiendo una electricidad propia a los tejidos vivos (electricidad animal; Morillo, 2000).

Estos músculos se contraían cuando un arco formado por los dos metales hacia contacto simultáneamente con las piernas y la médula espinal, utilizando la botella de Leyden como analogía (Wu, 2007). Muchos laboratorios duplicaron los experimentos de Galvani, dando validez a su teoría de la corriente de la rana (Macdonald, 1993). En 1791 publicó *De viribus electricitatis in motu muscularis* que trata del efecto de la electricidad en la contracción muscular, la cual sostenía que los seres vivos producían electricidad, observó la capacidad de descargas eléctricas de la anguila eléctrica (Morillo, 2000).

Esta evidencia de electricidad animal inherente, la cual era sintetizada en el cerebro y almacenada en el músculo por medio de los nervios, se consideró que, al tocar con el arco metálico el punto neuromuscular, provocaba que el músculo liberara su electricidad almacenada (Wu, 2007). Publicando los primeros resultados experimentales *in vitro* de estimulación neuromuscular (Hainaut & Duchateau, 1992). El informe de su trabajo fue publicado provocando gran euforia entre los científicos, repitiendo y confirmando sus experimentos (Wu, 2007). Se inicia una nueva disciplina: la electroterapia (Vergara, 2010).

Otro experimento de gran interés se describió tal que, si los músculos de una pierna entraban en contacto con los nervios expuestos de la medula espinal dañada, estos se contraían con vigorosidad, siendo la primera demostración de que existe una corriente de lesión en los músculos (Wu, 2007). A. Von Humboldt, fue el primero en utilizar los términos *galvanismo* y *corrientes galvánicas* refiriéndose a la corriente directa (López R. A., 2011).

El conde Alessandro Volta (1745-1827) descubrió pruebas de la contracción muscular por excitabilidad provocada por la electricidad, calcó los trabajos de Galvani por lo que rechaza su teoría de la «electricidad animal» explicando que el fluido eléctrico es debido a los conductores diferentes (electricidad metálica; Morillo, 2000). Fue profesor de física de la Universidad de Pavía, usando un electroscopio sensible que inventó con anterioridad, repitió los experimentos de Galvani, poniendo importante atención en la observación donde las contracciones dependían de la clase de metal usado, exponiendo que las contracciones musculares eran generadas por el arco de metal que tocaba la preparación (Wu, 2007). Comprobó experimentalmente la existencia de un desequilibrio eléctrico al cual llama «tensión» entre dos metales distintos (López, López, & Solís, 2016). En 1793, asienta su «teoría de serie de tensiones» para los metales, descubridor de la corriente continua por medios químicos denominándola «electricidad galvánica» por amistad y admiración hacia Galvani (Morillo, 2000).

Volta presenta la primera batería a la Real Sociedad de Londres, la pila voltaica era de discos de cobre y zinc empapados en agua acidulada que producía corriente eléctrica (Söderfeld, 2012). La pila eléctrica que inventó, la llamó «órgano eléctrico artificial» ya que reproducía «el órgano eléctrico natural del torpedo o anguila eléctrica» compuesto de sustancias conductoras, en su demostración realizada en París en 1801 (Wu, 2007). Napoleón asistió a sus sesiones, demostrándole magnos honores y un gran interés por los descubrimientos de Volta, entre ellos el título de conde, designándolo senador del Reino de Italia y ordenó fabricar una pila voltaica de gran tamaño en la Escuela Politécnica de París (Beléndez, 2008), (Wu, 2007).

La corriente galvánica permitió la aplicación de electricidad dinámica por contacto directo sobre los nervios sin descargas y chispas (Heidland, y otros, 2012). Al final, Galvani y Volta tenían razón sobre que las células vivas producen electricidad y que las fuerzas eléctricas surgen con el contacto de metales distintos en un electrolito (Wu, 2007). Una pila podía generar solamente un pequeño voltaje de 1-2 V, pero varias pilas conectadas en serie podrían crear alto poder de energía de salida, rápidamente la pila voltaica se hizo famosa alrededor del mundo inspirando a muchos científicos en el desarrollo de la electricidad en la medicina (Gas, 2011).

Después de la presentación de la pila voltaica, los químicos ingleses Anthony Carlisle y William Nicholson descubrieron la electrolisis, conectaron los extremos de una pila a un recipiente con agua observando que una de las terminales acumulaba hidrógeno y el otro oxígeno (Moreno V. J., 2017). Para el Sistema Internacional, la unidad de fuerza electromotriz es el voltio (V), dando honor a Volta desde 1881 (López R. A., 2011).

El físico alemán Franz Ulrich Theodosius Aepinus (1724-1802) investigó el fenómeno de la inducción por medio de un aparato que denominó: «los dos platos de Aepinus»; interpretando correctamente el fenómeno de la inducción electrostática en 1759, también establece la diferencia entre conducción e inducción electrostática (López R. A., 2011).

El profesor Richmann de San Petersburgo, falleció en 1783, al aproximar su cabeza accidentalmente excesivamente a un conductor mientras intentaba cargar una batería en una tormenta, siendo la primera víctima conocida en experimentos de alto voltaje en la historia (López R. A., 2011).

A finales del siglo vuelve a retomarse el interés por las propiedades terapéuticas y la luz solar, gracias a Poncet, Faure, Leretre, Leconte y Richard Rusell, Mesmer fundamenta la imanterapia, antes de establecer la teoría del **«magnetismo animal»** (Morillo, 2000). La fuente de los desfibriladores actuales, empleados en la reanimación cardiopulmonar aparece en la obra de 1788 *Essay upon the recovery of the Apparently Dead* escrita por el médico Charles Kite, recomendaba usar *shocks* eléctricos provenientes de una jarra de Leyden al tórax para reanimar al corazón (López R. A., 2011).

Antonie Lavoisier (1743-1794), padre de la química, incluyó al calórico en la primera lista de elementos químicos (Gellon, 2010). Inició la comprensión científica de los procesos de combustión hacia la década de 1770, cuando identificó el papel del oxígeno en ellos (Schoijet, 2002). En 1789, fundamentó la teoría del calórico, exponiendo que era una sustancia sin masa, incolora, inodora e insípida que podía pasar de un cuerpo a otro, interpretación que dio lugar a los términos líquido saturado y vapor saturado aún empleados actualmente (Jiménez, 2014).

Gracias a la construcción y uso de termómetros, Joseph Black (1728-1799) definió operacionalmente la temperatura de un cuerpo como el número que marcaba el termómetro, se entendía como un intercambio de los cuerpos a diferente temperatura hasta llegar al equilibrio térmico (Furió-Gómez, Solbes, & Furió-Mas, 2007). El médico irlandés, usó sistemáticamente el termómetro y puso orden a un área del conocimiento casi inexistente, notó que cuando se pone objetos calientes en contacto con objetos fríos, equilibran su temperatura, el objeto caliente se enfría y el frio se calienta (Gellon, 2010). Black formuló los conceptos de calor especifico y de calor latente, es decir de las cantidades de calor para aumentar un grado la temperatura de una unidad de masa de una sustancia, y la necesaria para un cambio de estado, por ejemplo, del líquido al gaseoso (Schoijet, 2002).

Los biólogos comprueban que el murciélago se orienta y vuela en oscuridad, debido a gritos ultrasónicos que emiten, su aparato auditivo recibe el eco. También, algunos cetáceos utilizan el mismo sistema para su orientación y localización (Morillo, 2000). Thompson (1753-1814) fue uno de los pocos investigadores que puso en cuestión el carácter material del calórico, estaba interesado en el estudio de sistemas de calentamiento a vapor, construcción de chimeneas, etc. (Furió-Gómez, Solbes, & Furió-Mas, 2007).

Benjamín Thomson, de nacionalidad estadounidense, conde de Rumford, se enroló en el ejército realista inglés durante la guerra de la independencia de los Estados Unidos, sus experimentos debilitaron la idea del calórico, pero no la desplazaron (Gellon, 2010). Era supervisor de la perforación de cañones de bronce en los talleres del arsenal militar de Múnich (Furió-Gómez, Solbes, & Furió-Mas, 2007). Notó que en la fabricación de cañones de artillería, al estar horadando un agujero en un cilindro metálico, se producía una elevación de la temperatura en las partes; le pareció que, si esta es una sustancia, no puede ser inagotable, debe existir una cantidad finita (Gellon, 2010). Cuestionó el calórico al considerar que la fuente de calor generado por la frotación del aparato que cortaba las virutas en el bronce de los cañones era inagotable, la hipótesis era considerar que el calor fuera movimiento (Furió-Gómez, Solbes, & Furió-Mas, 2007). En 1798, el científico estadounidense Benjamín Thompson demostró en sus artículos que el calor podía generarse de forma continua por el efecto de rozamiento (Jiménez, 2014).

Siglo XIX

Se visualizó un ciclo en la historia de la electricidad en el que los estudios se restringían a la observación y descripción de fenómenos electrostáticos (Moreno V. J., 2017). A inicios de siglo, la física aún era denominada «filosofía natural» y en control de la herencia newtoniana (Beléndez, 2008). Fue una época productiva científicamente, en este tiempo se descubrieron las ondas de radio, la radioactividad, los rayos X y la presencia de la energía acústica fuera de los límites perceptibles por el oído humano: infrasonido y ultrasonido (Prada, 1995).

Se iniciaron importantes transformaciones doctrinales, éticas y científicas, empezó el uso de la electroterapia por fisiólogos y científicos aficionados principalmente, surgiendo así reportes sobre estudios publicados, usando la corriente galvánica para el tratamiento de numerosas patologías (Söderfeld, 2012). El resultado revigorizante de la energía eléctrica es estereotipado por la ciencia de Frankenstein, donde partes de cadáveres eran unidos formando un cuerpo, así, retornando a la vida mediante la fuerza del rayo (Kambouris, Zagoriti, Lagoumintzis, & Poulas, 2014).

El descubrimiento del efecto piezoeléctrico a finales del siglo en Francia transformó la generación y detección de este tipo de ondas forjando el camino a nuevas aplicaciones (Martínez, Vitola, & Sandoval, 2007). En todo el siglo XIX también fue utilizada la electroterapia por curanderos y charlatanes, por lo que la electricidad cayó en indiferencia sumando la llegada de los medicamentos con potente efecto analgésico (Heidland, y otros, 2012).

La explicación de la naturaleza del calor se debe al desarrollo de la teoría cinética, la cual considera que las moléculas se encuentran en continuo movimiento y por tanto poseen energía cinética, de esta manera, el calor se define como la energía relacionada con el movimiento aleatorio de átomos y moléculas (Jiménez, 2014). La crítica del conde de Rumford Thomson sobre la naturaleza fundamental del calórico continuó hasta este siglo donde se buscaban explícitamente relaciones entre la mecánica, el calor, la electricidad y la química (Furió-Gómez, Solbes, & Furió-Mas, 2007). Resurgió la inquietante interrogante acerca de qué es la materia y se entornó a los campos de la masa, la energía y el de la electricidad generada por procesos químicos provocando nuevos procesos, campos en los que la experimentación mostró nuevas expectativas al conocimiento (Bascuñán, 1999).

Para Europa, en este siglo la terapia por ventosas era habitualmente aplicada en monasterios y por curanderos para tratar abscesos y como herramienta de extracción de venenos por herida con navaja o espada o mordidas de animal (Musumeci, 2016). Así mismo, la acupuntura comenzó a ser utilizada por médicos en Gran Bretaña, Francia y Alemania (Baldry, 2005).

Después del método de producción de corriente continua por la pila voltaica en 1800, se inician los intentos de transmisión química a través de las membranas, el médico Frances Bernard Raymond Fabré-Palaprat (1773-1833) realizó importantes contribuciones (Helmstädte, 2001), poniendo en práctica experimentos de Veratti y Pivatti (López R. A., 2011). Fijó una compresa empapada con solución de yoduro de potasio, fijada a una mano y conectada al polo negativo de la batería, otra compresa empapada con solución de almidón, fijada con la otra mano y conectada al polo positivo de la batería, pocos minutos después de haber iniciado el flujo de corriente, la compresa empapada de almidón se tornó azul, sin embargo, otros científicos no lograron repetir el experimento de Bernard Raymond (Helmstädte, 2001).

Friedrich Wilhem Herschel (1738-1822) descubre el espectro infrarrojo de la luz solar en 1800 (Grzybowski, Sak, & Pawlikowski, 2016). Herschel detecta un aumento de temperatura en la zona situada más allá del rojo dentro del espectro radiación solar, sin proveer de luz visible (Morillo, 2000). Nace la termodinámica a principios del siglo, como una síntesis tratando de agrupar la explicación de las diferentes fuerzas introducidas en los procesos mecánicos, los eléctricos, los químicos, los térmicos y los magnéticos, comenzando por la unificación de los estudios del calor y de la mecánica considerados como ciencias separadas (Furió-Gómez, Solbes, & Furió-Mas, 2007).

En 1801, la radiación ultravioleta fue descubierta por el físico y fisiólogo alemán Ritter, con el objetivo de explorar la franja oscura cercana al violeta, descubriendo que se producía efecto fotoquímico (Morillo, 2000). La radiación ultravioleta fue también descubierta de forma independiente por Johann Wilhelm Ritter (1786-1889) y William Hyde Wollaston (1766-1828) el mismo año (Grzybowski, Sak, & Pawlikowski, 2016).

Pocos saben la historia de lo sucedido en el Royal Deaf-Mute Asylum en Berlín, se constatan estudios en 1802, donde se aplica corriente galvánica como tratamiento en la sordera (Albornoz, Maya, & Toledo, 2016). Personas sordomudas que vivían en el asilo fueron usados como prueba de investigación; el objetivo, encontrar una cura en la sordera con corriente galvánica como tratamiento, esto, basándose en los experimentos de Galvani en las contracciones musculares como respuesta a la corriente, ya que varios fisiólogos suponían que la actividad dentro del organismo era por galvanización; este estudio lo realizó el fundador del asilo en 1788 Ernst Adolfh Eschke, aplicando corriente galvánica en el canal auditivo externo, mastoides y trompas de Eustaquio con 110 V y hasta 0,5 A hacia 18 alumnos con instrumentos, con diferentes variaciones y sin el mismo tiempo determinado de tratamiento en la sesiones (Söderfeld, 2012).

En 1807, el científico Humphry Davy (1778-1829) expuso que el proceso generador de electricidad está constituido por los cambios químicos de la pila voltaica, usó la pila para separar metales al introducir los electrodos en disoluciones de sales iniciando el proceso de electrolisis (Beléndez, 2008). La iluminación eléctrica con las lámparas de arco surgió con el fenómeno que observó el inventor Davy ya desde 1801, los arcos voltaicos mostraban una iluminación intensa y molesta a distancia corta, más apropiada para los faros marítimos o trabajos de construcción nocturnos (Aznar, Royo, & Abad, 2002).

Así, aparece la tecnología de iluminación por arco en 1808 con respuesta rápida para la iluminación externa, no obstante, no era adecuada para iluminar interiores (Barazarte, 2013). La primera publicación científica moderna sobre los efectos de la luz y color en la salud fue escrita en 1810 por el poeta y escritor alemán Johann Wolfgang con Goethen (1749-1832), donde la percepción de color, la influencia de la luz y los colores en el estado emocional humano, se considera el primer trabajo de la psicología de los colores (Grzybowski, Sak, & Pawlikowski, 2016).

En 1811, Siméon Denis Poisson (1781-1840) aplicó el concepto de «potencial eléctrico» a la distribución de la electricidad sobre una superficie en su obra *Memoria sobre la distribución de la electricidad*, sobre la superficie de los cuerpos conductores (Beléndez, 2008). En la década de 1810, el doctor chino Zhao Xueming completó su libro llamado *Ben Cao Mu Shi Yi*, en el cual describe en detalle la historia y origen de los diferentes tipos de ventosas y sus formas, función y aplicación (Musumeci, 2016).

En 1851 aparece por primera vez el término «fisioterapia» en el idioma alemán de *Physiotherapie* en Bavaria; el artículo fue escrito por el médico militar Lorenz Gleich, hasta 1894, el doctor Edward Playeter usó la palabra «fisioterapia» en su artículo publicado en Montreal y, con el lapso pasó a «terapia física» (Shaik & Shemjaz, 2014). El Dr. Bell describe por primera vez la parálisis facial en 1821 como una disfunción de naturaleza benigna de la porción infratemporal del nervio facial, caracterizada por la pérdida temporal de la función contráctil de la musculatura mímica de la cara (Martín, y otros, 2017). Anatomista y cirujano de nacionalidad escocesa, describió la inervación de los músculos faciales y la piel de la cara, gran estudioso de la parálisis del nervio facial, motivo por el cual se le destina con el nombre de parálisis de Bell a una parálisis facial aguda, periférica e idiopática (García, Gómez, Teliz, & Durán, 2011). Inicialmente, todos los casos de parálisis del nervio facial fueron llamados «parálisis de Bell», a pesar de que, después del descubrimiento de las causas de la patología, solo se le designó a los casos idiopáticos de esta manera (Alcantara de Oliveira, Caiaffa, Ferreira, Guimaraes do Prado, & Lazarini, 2010).

Jean Baptiste Joseph Fourier (1768-1830), matemático francés, colaborador en la expedición oriental con Napoleón y gobernador del Bajo Egipto, publicó en 1822 su obra sobre la ecuación diferencial del flujo de calor (Canals, 2008). Nicolas Léonard Sadi Carnot (1976-1832), nació el 1° de junio en Petit Luxemburg (Katz, 2017). El ingeniero ofrece la primera fórmula para la segunda ley de la termodinámica, afirmó que toda producción de trabajo mecánico en una máquina de vapor se debe a una diferencia de temperatura (Durán, 2016).

En 1824, Carnot publica su trabajo que habla de «calor» cuando se refiere al proceso de transferencia de energía térmica de un cuerpo a otro que está a diferente temperatura, reservando la palabra «calórico» para designar a lo que hoy denominamos como «energía interna» (Furió-Gómez, Solbes, & Furió-Mas, 2007). Estableció que la diferencia de la conversión de energía por una máquina térmica depende de las temperaturas absolutas de una fuente caliente y una fuente fría, es decir: que la eficiencia es tanto mayor cuanto mayor sea la temperatura a la cual se produce la combustión (Schoijet, 2002). Sufrió varias recaídas con alta fiebre y cuando parecía reponerse contrajo cólera y falleció el 24 de agosto, a su muerte sus objetos personales y buena parte de sus trabajos fueron incinerados para evitar la propagación de la enfermedad (Katz, 2017).

Sarlandière (1787-1838), utilizó la electricidad como prácticas físicas, estudió la biomecánica y propuso el masaje por percusión (Wirotius, 1999). Aunque con anterioridad a Sarlandière, el médico y compositor francés Héctor Berlioz sugirió la combinación del método clásico de acupuntura con la electroterapia (Heidland, y otros, 2012). Berlioz escribió un libro sobre la acupuntura tradicional china en 1816 (Baldry, 2005). Cuando se combinaron los métodos de acupuntura y electroterapia en la práctica como «electroacupuntura», Sarlandière discutió en 1823 sobre los beneficios para aliviar el dolor usando ambas técnicas (Macdonald, 1993).

En 1825, el médico francés Jean-Baptistes Sarlandière demostró que el galvanismo podría mejorar con el uso de agujas de acupuntura, siendo el primer desarrollo de la electroacupuntura (Heidland, y otros, 2012). Esto, publicado en sus *Memoires sur l´electropuncture*, debido a que el procedimiento era muy doloroso para los pacientes, no alcanzó popularidad ni recibió la aprobación de sus colegas (López-López, 2006).

En 1827, el botánico escocés Robert Brown observó al microscopio que pequeñas partículas (granos de polen y partículas inorgánicas) suspendidas en líquidos realizaban sin parar movimientos muy irregulares, que lo describió como un movimiento aleatorio y agitado (Santamaría, 2013). Brown (1773-1858) fue el primero en reconocer el núcleo (término que el introdujo) como constituyente esencial de las células vivas en 1831 (Mazzarello, 2000). Por lógica conjeturó que suponía a un proceso vivo, mantuvo los granos en un contenedor sellado por un largo período para que los granos se quedaran sin alimento y dejaran de moverse, el movimiento nunca se detuvo y siempre era el mismo (Nelson, 2005).

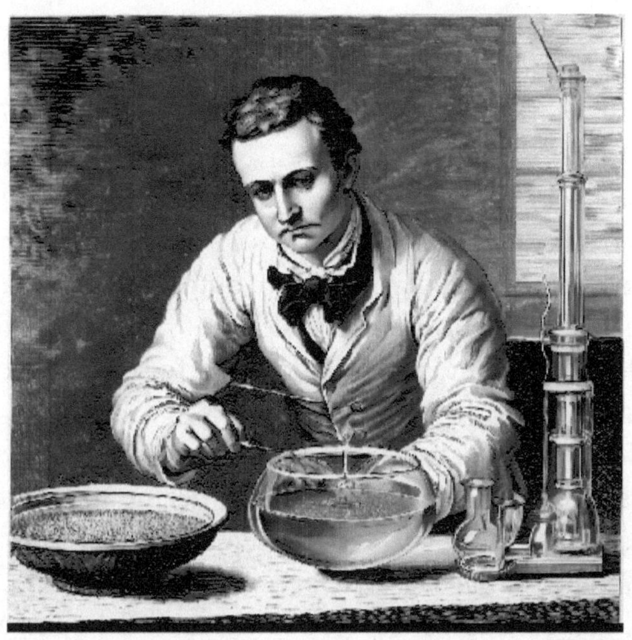

Representación de Robert Brown observando el movimiento de las partículas. Sus aportaciones no solo fueron en la termodinámica, sino que también introdujo el término «núcleo» en las células.

Realizó los mismos estudios a otras sustancias inorgánicas tal como el polvo de sustancias volcánicas, presentando también, un movimiento (Villar, López, & Cussó, 2013), afirmando que, las partículas en movimiento no eran manifestación de vida, a este comportamiento se le designó como «movimiento browniano», la historia del movimiento browniano empezó como la paradoja entre la teoría cinética y la termodinámica (Santamaría, 2013). Hasta 1905, Einstein demostró que este movimiento errante de las partículas ejemplifica las fluctuaciones debidas a agitación térmica con una distribución de velocidades análoga (Villar, López, & Cussó, 2013).

Hans Christian Oersted (1777-1851) descubre que la corriente eléctrica crea un campo magnético (Grzybowski, Sak, & Pawlikowski, 2016). Químico y físico danés, halló la relación entre electricidad y magnetismo en una demostración a sus alumnos, conectando una pila eléctrica a un cable conductor que se situaba cerca de una brújula, notando de la aguja en dirección al cable (Canals, 2008).

El físico y químico inglés Michael Faraday (1791-1867) destacó en la historia de la electricidad (Filardo, 2011), (Moreno V. J., 2017). Nació el 22 de septiembre en las afueras de Londres, abandonó su educación escolar a los 12 años, adquiriendo todo su conocimiento debido a su espíritu autodidacta, trabajó como encuadernador de libros durante siete años, donde mostró interés por los libros, siendo su primer contacto con la ciencia (Reif-Acherman, 2001).

Es el físico más grande del siglo XIX y el más importante de todos los investigadores experimentales del mundo perteneciendo a la élite de científicos máximos que incluye a Arquímedes, Galileo, Newton, Lavoisier y Darwin (Díaz-Hellín, 2003). Se le asocia a dos conceptos clave de la física: el del campo y el de la inducción magnética, fue pionero de la fotoquímica y en la química coloidal (Galán-Díaz, 2013). Estableció la posibilidad de inducir potentes corrientes de polaridad alternante partiendo de la corriente continua relativamente débil (Macdonald, 1993).

Hacia 1821, trazó el campo magnético a través de un conductor donde circulaba una corriente eléctrica, descubrió la inducción electromagnética, demostró la inducción de una corriente eléctrica por otra (López, López, & Solís, 2016). En 1831, introdujo el primer tipo de corrientes variables, denominándolas con el nombre de «corrientes farádicas», este nuevo tipo de electricidad se incorporó a las prácticas terapéuticas (Morillo, 2000). Era una corriente pulsada entre 0,1 a 1 ms de ancho de pulso y 50 o 100 Hz de frecuencia con ráfagas de 2 s y reposos de 6 s, ciclo de trabajo 1:3, tomándola como una nueva forma de tratamiento para las neuralgias (Benito M. E., 2013). Creó un generador el cual es usado en la mayoría de los modernos estimuladores, por lo que inicia una nueva visión para el estudio de los efectos por electroestimulación en medicina (Hainaut & Duchateau, 1992).

El científico logró con las corrientes variables prevenir riesgos de daño en el tejido como ocurría con la corriente galvánica (Heidland, y otros, 2012). Alcanzó aportaciones en las leyes de la electrolisis, basadas en sus investigaciones electroquímicas entre 1833 y 1834; y el diamagnetismo en 1845. Sus aportes constituyen el brillo de una estructura eléctrica del átomo, pieza clave en la moderna teoría atómica que domina la física actual (Díaz-Hellín, 2003), (Moreno V. J., 2017). En 1845, observó que todas las sustancias reaccionan en la misma forma ante los campos magnéticos (Filardo, 2011). En enero de 1834, anunció el descubrimiento de las leyes electroquímicas, encontró la nomenclatura electroquímica prevaleciente, propuso el uso del término «electrodo» en lugar de «polo» y el uso de los términos ánodo, cátodo, electrolito, ion, catión y anión (Ehl & Ihde, 1954).

Faraday fue muy crítico con algunos aspectos de la tradición newtoniana al igual que creador del concepto del «campo», sentó las bases para el desarrollo de dos grandes teorías: «la teoría del electromagnetismo» de Maxwell y «la teoría de la relatividad» de Einstein (Díaz-Hellín, 2003). Además de ser un avezado experimentador con bajas temperaturas, permitiéndole licuar gases como el cloro, sulfuro de hidrógeno y óxido de azufre; descubrió el benceno y el naftaleno (Galán-Díaz, 2013). Describió la inducción electromagnética como fuente de energía eléctrica, construyó el primer generador y motor eléctrico (Grzybowski, Sak, & Pawlikowski, 2016). Descubrió los fenómenos electromagnéticos sin saber para que pudiesen servir. Se cuenta sobre la presentación de Faraday en una conferencia en Londres, que alguien le pregunto: ¿y para qué sirve todo esto? Faraday respondió: sirve para lo mismo que un recién nacido (Morones, 2010).

John Dalton (1766-1844), químico de nacionalidad inglesa, fue maestro de escuela y meteorólogo quien en 1803 desarrolló suficientemente una «teoría atómica» que podía explicar las observaciones hechas hasta ese entonces en relación con el cambio químico (Rios, 2007), (Galán-Díaz, 2013). Publicó la teoría atómica en 1808, en ella no admitió el «movimiento intrínseco de los átomos» y el «concepto del vacío» (Martínez-Reina & Amado, 2016).

Andre Marie Ampère (1775-1836) profesor de física, química y matemáticas (Canals, 2008). De nacionalidad francesa, sus estudios de la electrodinámica le dieron fama en su libro *La teoría matemática de los fenómenos electrodinámicos deducida únicamente de la experiencia*, donde se convirtió en uno de los grandes clásicos de la historia de la física (Pérez & Varela, 2005). Es considerado uno de los descubridores del electromagnetismo, descubrió las leyes que hacen posible el desvío de una aguja magnética por una corriente eléctrica, lo que hizo posible el funcionamiento de los actuales aparatos de medida (Espinoza, Jimenez, & Martínez, 2017).

En 1827, Ampère formuló la teoría del electromagnetismo, donde la corriente eléctrica se define como el flujo de carga a través de un conductor (López, López, & Solís, 2016). Donde describe de manera matemática la fuerza magnética relacionada entre dos corrientes eléctricas (Canals, 2008). Verificó que las fuerzas derivadas del magnetismo entre alambres dependen de la magnitud de las corrientes que circulan por ellos, la unidad de medida de la corriente eléctrica es el amperio en su honor (Espinoza, Jimenez, & Martínez, 2017).

George Simón Ohm formula la «ley de Ohm» en 1827, por la que relaciona tres magnitudes principales en la electricidad: el voltaje, la resistencia y la intensidad (López, López, & Solís, 2016). Logró la relación entre diferencia de potencial, intensidad de corriente y resistencia, publicó en el mismo año los resultados en un artículo titulado «El circuito galvánico» investigado matemáticamente con baja aceptación en la comunidad científica, siendo reconocida hacia 1845 (Beléndez, 2008). La ley de Ohm se aplica a la totalidad de un circuito de corriente directa o a una parte de este, para un análisis de los circuitos de corriente alterna se sustituye la resistencia (R) por la impedancia (Z) (López,

López, & Solís, 2016). El profesor de fisiología en Berlín J. Muller (1801-1858), además de trabajar sobre las acciones polares de la corriente galvánica, estudió los factores que influyen en la actividad específica de cada tejido y que conducen al concepto de excitabilidad o sensibilidad del nervio (Morillo, 2000).

En 1832, Karl Friedrich Gauss (1777-1855) desarrolló el primer magnetómetro, también estableció el primer Observatorio Magnético en Gotinga realizando observaciones sobre el magnetismo terrestre (Beléndez, 2008). En 1830, Lewis describe el fenómeno conocido como «vasodilatación inducida por el frío» o «respuesta oscilante», donde reporta que cuando la aplicación de frío es demasiado prolongada o alcanza menos de 10 °C se podría producir este fenómeno, atribuido a un reflejo axonal de inhibición de la musculatura lisa arteriolar (Gutiérrez, Lavado, & Méndez, 2010). Refirió que, cuando se sumergían los dedos de la mano en un baño de hielo, su temperatura descendía inicialmente, salvo 15 minutos después, la temperatura aumentaba y descendía de forma cíclica, este fenómeno también es denominado «respuesta de caza» (Cameron, 2018).

J. R. Mayer y J. P. Joule establecieron en forma independiente el primer principio de la termodinámica en la década de 1840 (Schoijet, 2002). Establecen una relación cuantitativa de equivalencia entre el trabajo y el calor, introduciendo el concepto de energía diferenciándolo de fuerza. La principal obra de Mayer tenía como objetivo explicar por qué el calor específico a volumen constante de los gases era menor que el calor especifico a presión constante (Furió-Gómez, Solbes, & Furió-Mas, 2007). Mayer postuló que la energía proveniente de la luz solar se convierte en energía química presente en los alimentos y que la ingestión y gasto de energía están en equilibrio en los animales; planteó además la equivalencia y conservación de las energías magnética, eléctrica y química (Schoijet, 2002).

James Prescott Joule (1818-1889) nació en la localidad inglesa de Salford, debido a su precario estado de salud y a la buena posición económica de su padre en la industria cervecera, recibió clases privadas por el prestigioso químico John Dalton adquiriendo una sólida formación científica (Galán-Díaz, 2013). Realizó experimentos que convencieron a los escépticos de que el calor no era una sustancia, desvaneciendo el concepto de la teoría del calórico de Lavoisier; a pesar de que fue abandonada, la teoría de Lavoisier contribuyó al desarrollo de la termodinámica y la transferencia de calor (Jiménez, 2014). Mayer obtuvo en 1840, un valor del equivalente mecánico del calor que resultó muy semejante al obtenido posteriormente por Joule mediante diferentes métodos eléctricos y mecánicos ya conocidos (Furió-Gómez, Solbes, & Furió-Mas, 2007).

Hacia el mismo año, Joule pensó que si el calor era el nexo común de todos los procesos energéticos, tal vez el propio calor sería una nueva forma de energía (Galán-Díaz, 2013). Identificó el efecto de magneto-constricción en 1847 cuando observaba níquel puro. Este efecto es la propiedad de los materiales magnéticos que induce cambios en la forma en presencia de un campo magnético, generando vibraciones sonoras (González S. M., 2013). Joule realizó un experimento con en el que determinó el equivalente mecánico del calor, mediante la caída de un peso conectado a una polea que giraba un dispositivo formado por paletas que agitaban un líquido en su recipiente, en el cual aumentaba su temperatura (Schoijet, 2002). La transformación de una forma de energía en otra, en un sistema aislado o entre sistemas que interaccionan, condujo al establecimiento del principio de conservación de la energía, formalizado en 1847 por Hermann von Helmholtz (1821-1894), así se inicia el origen de la termodinámica como síntesis de las dos ciencias, la mecánica y térmica (Furió-Gómez, Solbes, & Furió-Mas, 2007).

Christian Andreas Doppler (1803-1853), físico austriaco que logró fama por estudiar las propiedades del sonido cuando el objeto emisor estaba en movimiento, aunque estudió anteriormente los cambios de color de la luz de las estrellas (Barrón, Barois,

Torres, Murillo, & Stoopen, 2003). Nació el 29 de noviembre en Salzburgo (Katsi, Felekos, & Kallikazaros, 2013). Estableció una relación entre la velocidad de un objeto en movimiento y el cambio de la frecuencia que produce al reflejarse una onda en función de la frecuencia emitida, la velocidad del objeto y el coseno del ángulo de incidencia (Navarro, Recasens, & Lamas, 2011). De esta manera, si se dispone de un emisor estático que emite una onda a frecuencia conocida que se refleja en un objeto en movimiento, se puede calcular fácilmente la velocidad del objeto (Navarro, Recasens, & Lamas, 2011). Revolucionó el conocimiento científico-tecnológico en numerosas y diversas áreas, y la medicina no escapó a su influencia, de hecho, más de 60 000 publicaciones médicas lo citan en sus textos contribuyendo a la creación de aplicaciones que el mismo jamás imaginó (Cerda & Garcia, 2006).

En 1842, Doppler advirtió un efecto particular en el cambio de la frecuencia emitida por una fuente sonora cuando la fuente y el observador se desplazan en movimiento relativo, efecto denominado Doppler (Martínez, Vitola, & Sandoval, 2007). El mismo año publicó *On the colored light of double stars and someone other heavenly bodies* (Katsi, Felekos, & Kallikazaros, 2013). A sus 38 años presenta su obra en la Real Sociedad Bohemia. En el Congreso de Ciencias Naturales en Praga, propone lo que le trasladó a la inmortalidad, constituyendo el fundamento de la técnica Doppler. Sobre 1945, el meteorólogo Christoph H. D. Ballot reafirma la teoría de Doppler al realizar un viaje en tren (Hamdan, 2005).

Doppler observó que una embarcación dirigiéndose hacia alta mar recibe el impacto de las olas con mayor frecuencia y con más fuerza que otro navío estático, o que navegase hacia el puerto. Si esto era válido para el agua, podría ser también válido para otros tipos de ondas (Cerda & Garcia, 2006). Así, llevó a cabo un experimento sencillo: puso a un grupo de músicos a tocar una nota musical en un vagón de tren y un segundo conjunto en la estación registraba la nota que oían a medida que el vagón se aproximaba o se alejaba (Hamdan, 2005).

Otra versión cuenta que colocó varios trompetistas en la estación y otro grupo en un vagón del tren desplazándose, pidió tocar la misma nota a ambos grupos en el momento en que el tren se pasaba por la estación. Ante la velocidad del tren, percibió que las notas emitidas por ambos grupos eran diferentes (Barrón, Barois, Torres, Murillo, & Stoopen, 2003). Doppler presentó su trabajo sobre el «Efecto Doppler» notando propiedades de la luz en movimiento, siendo estas aplicables a las ondas del ultrasonido (Ortega & Seguel, 2004).

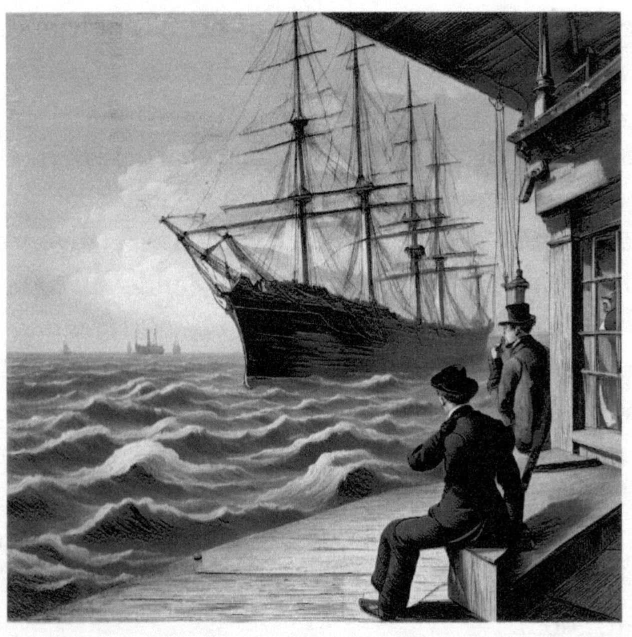

Representación de Doppler observando la diferencia de frecuencia y fuerza del oleaje en dirección a alta mar y al puerto. De sus observaciones, realizó el famoso experimento del grupo de músicos en el vagón del metro.

El principio descrito por Doppler es el cambio de frecuencia o longitud de onda del sonido cuando la fuente de emisión se encuentra desplazándose con respecto al observador (Katsi, Felekos, & Kallikazaros, 2013). Sobre la base de su estudio, cien años más tarde, Japón desarrolló lo que actualmente conocemos como la aplicación del «efecto Doppler» en el ultrasonido (Ortega & Seguel, 2004). En la década de 1850 se le designó como director del Instituto de Física de la Universidad Imperial de Viena. En este tiempo examinó a un joven monje, su nombre era Gregorio Mendel, lo rechazó por no cumplir con las expectativas de Doppler, no obstante, fue aceptado posteriormente (Hamdan, 2005).

A mitad de siglo, las primeras propuestas del paso de medicamentos mediante corriente eléctrica progresaron (Khan, y otros, 2011). Autores como Benjamin Ward Richardson, Hermann Munk, William James Morton, Stéphane Leduc, Chatzky y Labatut, realizaron estudios con la iontoforesis, exponiendo la posibilidad de administrar sustancias de manera transdérmica con un efecto objetivable (Albornoz, Maya, & Toledo, 2016).

Así mismo, los físicos trabajaron en los fundamentos físicos de las ondas sónicas, de su transmisión, propagación y refracción de estas (Corona, 2012). En 1852, el físico alemán Wilhelm Eduard Weber (1804-1891) descubre que existen sustancias en las que la magnetización inducida por el campo magnético externo no aumenta en la misma proporción que éste, estas sustancias fueron denominadas posteriormente como ferromagnéticas como el hierro y el níquel (Filardo, 2011).

En 1857, el médico estadounidense, Oliver de Buffalo empleó una bobina de inducción con electrodos para lograr anestesia en úlceras y poder cortar sin dolor, Francis, otro médico de Filadelfia, extrajo 164 dientes utilizando la pinza de extracción como un electrodo en 1858 (Macdonald, 1993). El año de 1859, el físico alemán Gustav Kirchhoff, en su trabajo sobre la emisión y absorción de luz y calor, demostró las propiedades de la luz solar, que cuando los rayos de luz de frecuencia fija inciden sobre un cuerpo, este absorbe parte del haz incidente, atribuyéndole así «poder de absorción» (Mendoza & Hernández, 1998).

Munk introdujo el término «cataforesis» o «kataforesis» al mecanismo transporte de sustancias a través de la piel intacta con flujo de corriente en 1860 y fue utilizado hasta el siglo XIX (Helmstädte, 2001). En 1863, Desmond Fitzgerald, el editor de la popular revista *The Electrician,* respondió a sus lectores las frecuentes preguntas sobre la electricidad con fines médicos; afirmó que la electroterapia era buena, señalando al Dr. Golding Bird como médico eminente (Morus, 1992).

La escala Kelvin o absoluta se atribuye al trabajo del físico y matemático escocés Lord William Thomson Kelvin (1824-1907), el valor de esta escala se debe a que posee un significado físico propio, pues depende de la visión de la temperatura como expresión de la cinética molecular (Martínez-Reina & Amado, 2016). Demostró que el calor se podía producir de manera inagotable haciendo un trabajo de fricción y que, por lo tanto, la energía se degradaba, en el fondo estaba resolviendo el conflicto entre la teoría del calórico en la que se basaba Carnot y la teoría cinética del calor defendida por Joule (Furió-Gómez, Solbes, & Furió-Mas, 2007).

Benjamin Ward Richardson (1828-1896), padre de la iontoforesis dental, introdujo el procedimiento de anestesia dental después de 1858 (Helmstädte, 2001), (Khan, y otros, 2011). El físico alemán Rudolf Clausius (1822-1888) plantea el segundo principio de la termodinámica, formulado en la década de 1850, quien formuló el concepto de entropía, la relación de una cantidad de calor intercambiada a una temperatura absoluta (Schoijet, 2002). Expresa cosmológicamente las leyes de la termodinámica en 1865, denomina la función entropía para asemejar a la energía y que significa transformación (Durán, 2016).

En 1857, Clausius plasmó la noción actual acerca de qué es el calor. En su artículo expone que «todo calor es movimiento», que aquello que notamos macroscópicamente como la temperatura de un objeto es el grado de movimiento que tienen sus partículas internas (Gellon, 2010). Dedujo que en toda transformación irreversible o espontánea en un sistema aislado, la entropía aumenta (Schoijet, 2002).

Jean Bernard Foucault (1819-1868) midió la velocidad de la luz en dos medios distintos, aire y agua, demostrando que en el aire es mayor que en el agua. En 1862, obtuvo la velocidad de la luz con gran exactitud utilizando un aparato formado por espejos en rotación (Beléndez, 2008).

Duchenne de Boulogne (1806-1875), considerado el padre de la electroterapia y enfocado en la estimulación eléctrica transcutánea del músculo por electrodos de superficie (Benito M. E., 2013). De acuerdo con Duchenne, el concepto de electroterapia fue retomado a partir del año 1827 (Erkoreka & Cid, 2002). La historia de la electroterapia y su uso comienza gracias a Duchenne (Tiktinsky & Narayan, 2010). Fue el más importante promotor de la corriente farádica, en 1849 fijó que la corriente pulsada es la mejor para estimular el músculo (Heidland, y otros, 2012).

En 1855, publicó su obra *Sobre la electrización localizada y su aplicación*, en la que describía un nuevo apartado de su invención que actuaba sobre nervios y tejidos profundos, mediante la aplicación de la electrización a través de la piel (López-López, 2006). Descubrió la técnica de estimulación a través de electrodos de superficie colocados sobre troncos nerviosos y puntos motores, también descubrió que la estimulación eléctrica podría producir disminución de la espasticidad por los antagonistas (Singer, 1987). Concluyendo que no todos los tipos de corriente eléctrica eran aptos para cumplir objetivos terapéuticos.

La «faradización», término que él acuñó, se convirtió en un potente método diagnóstico (López-López, 2006). Subrayó el hecho de que ciertos músculos paralizados conservaban la excitabilidad inducida por la corriente farádica, mientras que otros la perdían; en 1867, publica su obra *Electrofisiología de los movimientos* sobre sus experiencias, sentando las bases de «puntos motores» para la electroestimulación transcutánea

(Morillo, 2000), (Wirotius, 1999). Llamó «efecto calentamiento» de corriente directa irradiado en la piel especificando las respuestas observadas en la piel por efectos polares (Tiktinsky & Narayan, 2010).

Considerado como fundador de la moderna electrofisiología, Emile Du Bois Reymond (1818-1869), en Berlín registró por primera vez la actividad eléctrica originada por una contracción muscular (Benito M. E., 2013), (Morillo, 2000). Estableció la ley general de la excitación eléctrica, que dice: «La excitación es función de la derivada de la densidad de la corriente en relación con el tiempo», expresada en términos matemáticos. Su discípulo Pfeuger (1829-1910), establece la «ley de sacudidas» relacionado con la intensidad de corriente, Chauveau la denomina «ley de las acciones polares» simultáneamente (Morillo, 2000).

George Johnstone Stoney postula en 1874 que la electricidad también estaba compuesta de unidades discretas, tales unidades estarían asociadas con los átomos, a su vez poseían una carga eléctrica igual y de signo opuesto (Boveri, 2014).

Hermann Munk (1839-1912), en la década de 1870 realizó extensas investigaciones de transporte de sustancias a través de membranas con corriente eléctrica (Khan, y otros, 2011). En 1879, Munk, para probar su teoría trató de introducir clorhidrato de estricnina usando conejos como medios observando espasmos espontáneos en conejos al exponerlos durante 20-25 minutos a solución de estricnina electrificada (Helmstädte, 2001).

Chatzky demuestra el transporte de los iones de yoduro a través de tejidos vegetales al aplicar una corriente eléctrica. Rellenó una patata de yoduro potásico, insertando sendos electrodos en la patata con polaridades positiva y negativa. Al cerrar el circuito eléctrico, aparece una mancha de color azul en la periferia del polo positivo, por lo que demuestra la llegada de iones de yodo (-) al ánodo, sufriendo una conversión a yodo no ionizado, provocando reacción con el almidón de la patata y la coloración azul.

Después, Labatut expone cómo iones de litio se desplazan a través de un tejido animal de forma no uniforme. Para demostrarlo deposita una pieza de carne en un balde rodeada por solución de cloruro de litio al 5 %. Coloca un electrodo en cada lado del balde, permitiendo pasar corriente galvánica durante un tiempo indefinido, cuando secciona la carne observa que el 60 % del litio ha pasado a la carne, estando el litio en la sección cercana al electrodo positivo, disminuyendo así la concentración de litio en las proximidades del electrodo negativo. Labatut comprobó que este mecanismo se debe al rechazo de iones por el mismo signo en el circuito (Guodemar, García, & Rodríguez, 2004).

Erb (1840-1921), neurólogo alemán utilizó la corriente en función al diagnóstico de la excitabilidad de los nervios, clasificando por la regularidad de los estímulos, partiendo de aquí, las curvas de intensidad/tiempo y medir el grado de lesión del nervio periférico (Benito M. E., 2013). Basándose en los conocimientos antepuestos, observa las distintas reacciones cuantitativas y cualitativas observadas en la aplicación en la musculatura con corriente galvánica y farádica (Morillo, 2000).

Remak (18515-1865), basándose en la obra de Duchenne, continuó con el estudio de los puntos motores detallándolos como el punto de entrada nervio-músculo, por lo que constituye un mapa de estos puntos (Benito M. E., 2013). Remak es el pionero de la electroterapia, que descubre las distintas reacciones del músculo de los estímulos farádicos y pulsos galvánicos (Morillo, 2000). Con objeto de explicar la desaparición del dolor tras la galvanoterapia, introdujo el concepto de acción catalítica, que constaba de dos acciones: la dilatación de los vasos sanguíneos y linfáticos, y una «mutación electroquímica» de los tejidos (López-López, 2006). También contrapuso los efectos de la corriente farádica protegida por la escuela francesa, aceptando únicamente las acciones producidas por la pila eléctrica, los principios remakianos no fueron cuestionados hasta el año 1870 por Brenner al imponer el método polar en lugar del de dirección (Erkoreka & Cid, 2002).

En España destaca Eduardo Bertrán Rubio (1838-1909), por el empleo de la electricidad como agente físico, con un estudio teórico y práctico desde 1864, realiza una introducción de la electricidad en la práctica médica, participa en congresos médicos (Vidal, y otros, 2001).

Edison (1847-1931) contribuyó en dar vida a la electricidad y el electromagnetismo con sus avances referentes al tendido eléctrico y la invención del bulbo eléctrico (Canals, 2008). Hacia 1868, la primera lámpara incandescente comercial fue presentada (Aznar, Royo, & Abad, 2002). Para 1870, Thomas Alva Edison realizó trabajos para relevar la tecnología de iluminación por arco, construyendo un bombillo incandescente con filamento sólido, logrando iluminar con electricidad los interiores (Barazarte, 2013). Al igual que Edison, el inglés Joseph Swan fabricó la lámpara de incandescencia con características similares. Partieron de diversos filamentos carbonizados para evitar la combustión, Swan los introdujo en unas bombillas al vacío y patentadas en Alemania (Aznar, Royo, & Abad, 2002).

Edison describe la emisión termoiónica por el que el flujo de partículas cargadas, proveniente de una superficie de metal u óxido de metal inducido por energía térmica vibracional, provoca fuerza electrostática que empuja a los electrones hacia la superficie (López, López, & Solís, 2016). Inventó la batería como fuente de energía eléctrica (Grzybowski, Sak, & Pawlikowski, 2016).

En 1892, el sistema de corriente alterna de Tesla se perfeccionó; al siguiente año se inició el proyecto de la primer central eléctrica entrando en operación en 1886, sustituyendo al sistema de corriente directa de Edison (Barazarte, 2013). Histórica fue la rivalidad entre Tesla y Edison, conocida como «la guerra de las corrientes», donde Tesla buscaba producir de electricidad natural y gratuita que llegara a todo el mundo, por lo que la competencia que ocasiona no le hizo gracia a Edison (López, López, & Solís, 2016).

Al físico Nicola Tesla (1856-1943), le llamó la atención la posibilidad de usar corrientes de alta frecuencia para aplicación terapéutica. En sus publicaciones refería los efectos fisiológicos y la capacidad de calentamiento de los tejidos usando corriente alterna a cierta frecuencia (Gas, 2011). Sus contribuciones al desarrollo de la corriente alterna conformaron la base de los actuales sistemas eléctricos de potencia y de distribución de potencia polifásicos, los cuales fueron una parte esencial de la Segunda Revolución Industrial (Resetar & Filip, 2008).

Tesla desarrolló un campo magnético rotativo con dos o más corrientes desfasadas, permitiendo trasladar corrientes alternas a larga distancia (López, López, & Solís, 2016). Ideó los generadores de la central hidroeléctrica del Niágara, estos presentaban menos pérdida de energía eléctrica durante su transporte en comparación a la corriente continua de Edison (Galán-Díaz, 2013). Un acontecimiento interesante fue que en 1899 fue tratado mediante corrientes de alta frecuencia y milagrosamente curó su tuberculosis (Gas, 2011). El encarnizado y agrio enfrentamiento que tuvo Tesla con Edison se extendió hasta su muerte. Para Tesla, Edison era un simple inventor, mientras que él, se consideraba a un «descubridor» de nuevos principios científicos y, solo casualmente, un inventor (Resetar & Filip, 2008).

En 1877, se publica *La teoría del sonido* de Lord Rayleigh, donde por primera vez describe la onda de sonido como una ecuación matemática sentando las bases para el desarrollo de la acústica, donde se describe un movimiento ondulatorio que se propaga a una velocidad definida (Corona, 2012). El mismo año, Downen y Blunt observaron que la luz solar ejercía acción bactericida y podría matar el bacilo del ántrax (Hönigsmann, 2013).

De origen inglés, demostraron que la radiación solar era capaz de destruir ciertas bacterias que originaban enfermedades infecciosas, lo que proporcionó a la helioterapia un apoyo científico (Morillo, 2000). En 1880 se estableció el Sistema Métrico Decimal, originalmente con cuatro unidades base: para la masa se definió el kilogramo, para la unidad de longitud se estableció el metro, para el intervalo de tiempo se usó el segundo y el grado Celsius para la temperatura (López & Lazos, 2011).

MEDIDA	UNIDAD	FORMA EN QUE SE DEFINIÓ
Longitud	metro	Se definió en términos de la longitud del cuadrante del meridiano terrestre que pasa por puntos específicos de París y Barcelona, estableciendo que el metro correspondía a la diezmillonésima parte del cuadrante de dicho meridiano y materializado en una barra de platino iridiado mantenida a 0 °C.
Masa	kilogramo	Fue definido en términos de la masa de un cilindro específico de platino iridiado, el cilindro intentaba materializar la cantidad de masa de un decilitro de agua pura mantenida a temperatura ambiente.
Temperatura	grado Celsius	Determinado como la centésima parte de la diferencia de temperaturas entre el punto de hielo y el punto de ebullición del agua pura a nivel del mar.
Tiempo o intervalo de tiempo	segundo	Se mantuvo la conocida unidad astronómica de intervalo de tiempo, definida en términos de la duración del día solar medio.

Tabla 4. Establecimiento del Sistema Métrico Decimal por su unidad de medida (López & Lazos, 2011)

En 1882, se funda un dispensario de electroterapia por Luis Barranquer Roviralta, médico auxiliar encargado de los tratamientos por electroterapia a nivel hospitalario (Vidal, y otros, 2001). Entre 1882 y 1893, el neurólogo y psiquiatra alemán Paul Julius Möbius realizó nuevas monografías, documentos y trabajos sobre la electroterapia y diagnóstico, descubrió que la electroterapia no produce los mismos efectos en la mayoría de los pacientes (Steinberg, 2011).

Ya en 1887, L. Gouy concluyó que el movimiento browniano era una manifestación del movimiento térmico de las partículas del disolvente, de acuerdo con la teoría cinética de la materia (Santamaría, 2013). En 1890, Palm de Edimburgo sugirió un rol del sol como tratamiento terapéutico importante con el raquitismo (Hönigsmann, 2013). En 1891, surgió el nombre de «electrón» para dicha unidad eléctrica (Boveri, 2014). Pero el empleo de la luz solar como agente terapéutico adquirió su mayor popularidad gracias a Rickli, quien diseñó un sanatorio en Austria con grandes salas para practicar esta modalidad de tratamiento y obtuvo notables resultados (Morillo, 2000).

La helioterapia como fototerapia fue el tratamiento que más se usó a lo largo del tiempo y fue el único hasta la segunda mitad del siglo XIX (Grzybowski, Sak, & Pawlikowski, 2016). La fototerapia moderna se inició con los trabajos del físico danés Niels Ryberg Finsen (Hönigsmann, 2013), (Diffey, 2006). Nace en Thorshavn, capital de las Islas Feroe, el 15 de diciembre, es considerado el padre de la «fototerapia moderna» (Hernández & Gómez, 2014), (Sánchez-Cruz, Uribe-González, & Murillo-Bonilla, 2018). Finsen (1860-1904) diagnosticado en su edad joven con la enfermedad de Niemann-Pick (Tan & Linskey, 2011). Desde 1883, o desde antes, padecía la enfermedad, la cual se caracteriza por el adelgazamiento progresivo del tejido conectivo de ciertas membranas en el hígado, corazón y bazo, deteriorando las funciones de estos órganos (Sánchez-Cruz, Uribe-González, & Murillo-Bonilla, 2018).

Finsen observaba cómo los animales de manera natural respondían al calor que la luz solar les proporcionaba (Tan & Linskey, 2011). En 1890, trabaja como profesor de anatomía, el cual abandona más tarde para dedicarse a la investigación sobre los efectos fisiológicos de la luz al tratamiento de las afecciones de la piel, la investigación fue fruto de su propia enfermedad, puesto que el sol le producía gran alivio concluyendo que la exposición a este causaba un efecto positivo en el organismo

(Hernández & Gómez, 2014). Aisló ocho enfermos de viruela en cuartos oscuros en 1893, sometiendo las lesiones cutáneas a radiaciones lumínicas rojas al colocar cortinas de este color en las ventanas de la sala, por las que permitían pasar ondas de calor de los rayos solares, obtuvo resultados favorables (Sánchez-Cruz, Uribe-González, & Murillo-Bonilla, 2018).

Comprobó que, con la luz solar obtenida mediante concentración de luces eléctricas, podía eliminar tanto las bacterias en cultivo como a las que se desarrollaban sobre la piel, estableciendo que se debía a la luz misma y no a sus efectos térmicos (Driban & Parra, 2007). En 1896, consciente de los efectos bactericidas de la luz solar, creó la lámpara de «rayos químicos» (radiación ultravioleta) con la que trató a su amigo, quien padecía *lupus vulgaris*. Armó la «lámpara de Finsen» (Hönigsmann, 2013). Halló así, las propiedades bactericidas y estimulantes de los rayos actínicos (azul, violeta y ultravioleta; Driban & Parra, 2007).

En 1903, Finsen ganó el premio Nobel de Medicina al tratar afecciones de tuberculosis cutánea, utilizando un dispositivo basado en arco de carbón, considerándolo creador de la terapia ultravioleta, siguiendo las costumbres de la época se pretendió nombrarla «finsenterapia» (Morillo, 2000). Demostró que los rayos ultravioletas estimulan los tejidos, aunque la irradiación en la piel es intensa, causa daño (Hernández & Gómez, 2014). Con el paso del tiempo, fue desarrollando sintomatología cardiaca, ascitis y debilidad generalizada, sus últimos años los pasó con asistencia de silla de ruedas (Sánchez-Cruz, Uribe-González, & Murillo-Bonilla, 2018). El tratamiento por modalidad de fototerapia ha sido manejado principalmente por dermatólogos usando lámpara de luz de arco de carbón desde los trabajos de Finsen (Visuvanathan, Tang, Tan, & Johar, 2018).

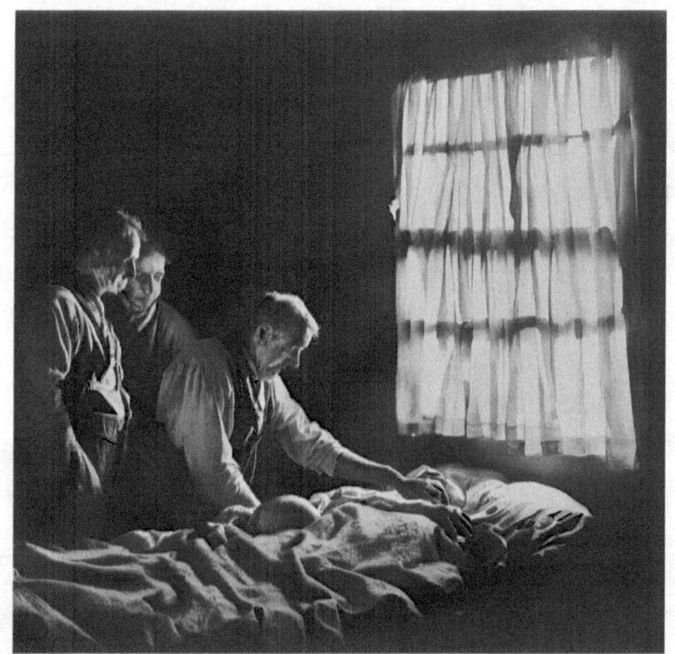

Representación de Finsen tratando a enfermos de viruela: los exponía a la luz solar, interponiendo una cortina roja, y obtenía resultados favorables.

James Clerk Maxwell (1831-1879), británico y profesor en el King's College de Londres, en 1870 enunció las ecuaciones que gobiernan los fenómenos electromagnéticos y luminosos, manifestó que las ondas electromagnéticas se propagan en forma de movimiento ondulatorio, calculando la velocidad de propagación de estas ondas, selló que la luz debe ser una forma de energía electromagnética (Morillo, 2000). Su introducción del electromagnetismo a la física clásica, donde su teoría se desarrolló antes del descubrimiento del electrón con carga eléctrica y del fotón que transmite la luz, de una manera práctica combinó la electricidad, el magnetismo y la luz en su teoría (Clegg, 2015). Maxwell elaboró su teoría cinética de los gases, donde estableció una relación entre parámetros macroscópicos tales como la temperatura y la presión de un gas, y los microscópicos; sugirió que la temperatura representa la energía cinética promedio de las moléculas (Schoijet, 2002).

Estudios de Heinrich Hertz (1857-1894) y Henri Poincaré (1854-1912) acerca de la propagación de las ondas electromagnéticas, entre 1887 y 1891, Hertz y Henri demostraron que la energía electromagnética se propaga en forma de ondas de radio y lo hacen por el espacio vacío, mediante un movimiento ondulatorio (Morillo, 2000). El descubrimiento del efecto fotoeléctrico se le atribuye a Hertz en 1887 al tratar de probar la teoría de Maxwell sobre la radiación electromagnética, en esencia ondulatoria (Rodríguez-Meza & Cervantes-Cota, 2007).

En efecto, confirmó la teoría de Maxwell con la construcción de un oscilador de ondas electromagnéticas llamado «oscilador Hertz» (Gas, 2011). Se establecen los principios de termodinámica y fueron incorporándose a los tratamientos de radiaciones electromagnéticas, como la radiación ultravioleta y la infrarroja, producidas de forma artificial (Morillo, 2000). Aprovechando el desarrollo técnico de la época, Hoorweg (1866-1952), con sus investigaciones establece la reobase y la cronaxia, conceptos básicos en la excitación eléctrica neuromuscular; en Estados Unidos, M.F. Barnothy recopila trabajos acerca del efecto biológico de los campos magnéticos (Morillo, 2000).

Los físicos franceses y hermanos Pierre Curie (1859-1906) y Paul Jacques Curie (1855-1941) surgen por sus descubrimientos de los fenómenos de piro y piezoelectricidad (Filardo, 2011). En 1880, en la Sorbona de París, descubren cómo un cristal de cuarzo producía un campo eléctrico en su superficie al someterlo a deformaciones mecánicas (Morillo, 2000). Una lámina delgada de cristal de cuarzo tallada perpendicularmente a un eje óptico colocado entre más armaduras metálicas, así, detectando los potenciales eléctricos en los bordes con un electrómetro (Prada, 1995).

El hallazgo fue cuando estudiaban el efecto de la presión en la generación de cargas eléctricas en cristales de cuarzo y sales de Rochelle (Castro, Camargo, Taub, Rubio-Marcos, & Ramajo, 2013). Este efecto se manifestaba en cristales de roca, de

Rochelle, turmalina y topacio (Filardo, 2011). Esta compresión mecánica origina polarización eléctrica de la masa del cristal mineral creando un diferencial de potencial y carga eléctrica en la superficie del cristal, produciendo chispas (Álvarez, Medina, & Morales, 2017). Observaron esta propiedad de la piezoelectricidad estudiando la compresión de un cuarzo causando una deformación mecánica y un desplazamiento de cargas, siendo estas directamente proporcionales a la presión aplicada (Chacón, Cortés, Giral, & Romero, 2012).

Al comprimir el cristal en diferentes direcciones basándose en su simetría, cargas positivas y negativas se presentaban en las diferentes cargas del cristal (Fuentes B. A., 2013). Un año más tarde, los hermanos probaron la presencia del efecto piezoeléctrico inverso que, al aplicar un campo eléctrico sobre un material piezoeléctrico, este se deformaba mecánicamente, lo cual podía ser producido por colocar una diferencial de potencial en los electrodos de este material (Fuentes B. A., 2013). Así mismo, observaron que todos los cuerpos piroeléctricos también son piezoeléctricos, puesto que los fenómenos resultantes de las variaciones de temperatura y de presión se deben al cambio de volumen del cristal (Filardo, 2011).

Entre 1883 y 1885 publicaron sobre las aplicaciones en la simetría de los cristales y las propiedades magnéticas en función de la temperatura, base de la física moderna (Binda M. d., 2009a). Piezoelectricidad significa electricidad a presión, se genera en cristales de minerales piezoeléctricos naturales como el cuarzo, turmalina, rubidio, sal de Seignette y los piezoeléctricos fabricados artificialmente como cerámicos (Álvarez, Medina, & Morales, 2017). Entre los artificiales, como el titanato de bario o tipo de titanato de zirconato de plomo comúnmente usado (Fyfe, 1985). El efecto fue deducido matemáticamente por el físico Gabriel Lippman siguiendo los principios de la termodinámica, con la posibilidad de generar y recibir ultrasonido en el rango de mega Hertz, permitiendo el desarrollo e investigación de la piezoelectricidad (Corona, 2012).

En 1895, Pierre Curie presentó el resultado de sus investigaciones doctorales, en el cual estudió las propiedades magnéticas de los materiales paramagnéticos, diamagnéticos y ferromagnéticos (Filardo, 2011). Pierre fue un genial pero desclasado profesor de la Escuela Industrial de Física y Química de París (Muñoz P. A., 2013). Fabricó el electrómetro de cuarzo piezoeléctrico, un instrumento que mide corrientes eléctricas de débil intensidad, fue utilizado para medir corrientes eléctricas extremadamente débiles en el aire bombardeado por uranio (Binda M. d., 2009a).

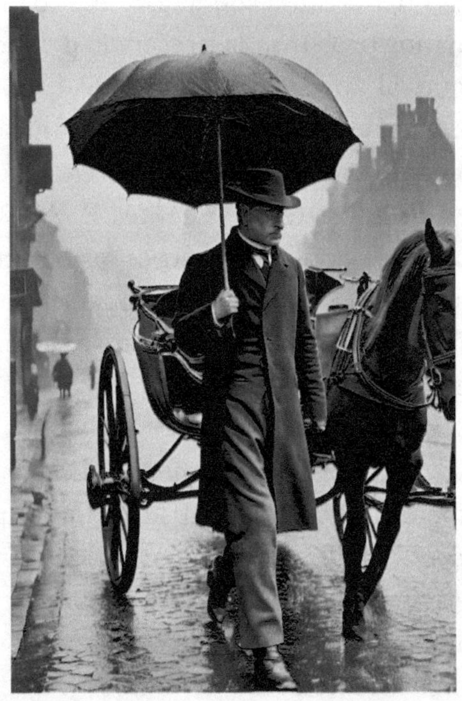

Representación del trágico deceso de Pierre Curie en 1906. Concentrado mientras cruzaba la calle bajo la lluvia, fue arrollado por una carroza terminando con su vida.

En 1903, Pierre Curie obtuvo el Premio Nobel en Física, compartido con Henri Becquerel y su esposa Marie Sklodowska, por sus investigaciones sobre los fenómenos de radiación utilizando el electrómetro de cuarzo piezoeléctrico desarrollado por Pierre (Sánchez, 2011). Marya Salomee Sklodowska (1867-1934), al casarse con Pierre Curie en 1895, asumió el nombre de Marie Curie, conocida mundialmente como madame Curie (Filardo, 2011). Hizo uno de los avances teóricos más importantes del siglo XX cuando postuló que la radiación era una propiedad atómica en lugar de química; fue la primera persona en utilizar el término radiactividad (Serna, 2011).

El matrimonio Curie, junto con el químico francés Gustave Bémont (1857-1932), anunciaron el descubrimiento de un elemento radiactivo, al que nombran radio (Ra); aunque los Curie vivían con ingresos muy limitados, se reusaron a patentar el método de «cristalización fraccionada» que madame Curie desarrolló para purificar el radio (Filardo, 2011). Marie fue una ciclista entusiasta que usó la bicicleta como medio de transporte y de ocio, lo que en su época era revolucionario, hablaba polaco, ruso, alemán, francés e inglés (Muñoz P. A., 2013).

El 19 de abril de 1906, Pierre caminaba concentrado en sus pensamientos con un gran paraguas para protegerse de la lluvia, fue atropellado al cruzar la calle empedrada por un coche a caballos en las cercanías de Pont Neuf, una rueda del coche destrozó su cráneo (Binda M. d., 2009b). Ya viuda, madame Curie donó un gramo de radio que le donó el gobierno de Estados Unidos para sus investigaciones, los Curie gozaban de una falta de apego a sus logros y bienes materiales; madame Curie es galardonada con el premio Nobel de Química en 1911 (Filardo, 2011). Viuda, madame Curie tuvo un romance con Langevin en 1911, estando él casado con cuatro hijos, el romance fue publicado como escándalo en los periódicos (Lemons & Gythiel, 1997). Durante la Primera Guerra Mundial, madame Curie ofreció al Banco Francés sus dos medallas de oro de los premios Nobel, así como el premio Nobel de física de Pierre para ayudar al pueblo francés; el banco se rehusó a recibir las medallas (Filardo, 2011).

El 4 de agosto de 1914, el ejército alemán avanzó sobre Bélgica y Francia, madame Curie no se movió de París empapada por el profundo deseo de servir a Francia (Binda M. d., 2009b). Estableció una flota de unidades móviles de rayos X, que se transportaban en vehículos especialmente equipados; estas eran accionadas mediante tubos de emanación de radio, un gas incoloro y radiactivo que más tarde sería identificado como el radón Marie (Serna, 2011). Con los recursos de la Unión de Mujeres Francesas, organizó el hospital ambulante con 20 vehículos Renault equipados con rayos X, llamadas *petites Curies* por los soldados franceses (Filardo, 2011).

Su hija, Irene Curie participó también en el cuidado de los soldados; junto a otras personas recorrieron los frentes y realizaron más de un millón de radiografías de soldados con heridas de balas (Muñoz P. A., 2013). Esto gracias a que contactó a Antonie Bèclère, radiólogo parisino en aquella época, a quien le informó sobre la falta de equipos de radiología en los hospitales de París y en el frente de batalla; la ayuda de Curie fue de gran utilidad para localizar balas, gravedad de fracturas, facilitando las cirugías (Binda M. d., 2009a). Su muerte en 1934 fue ocasionada por anemia perniciosa aplásica, casi con seguridad debida a su máxima exposición a la radiación en su trabajo (Serna, 2011).

Continuando con la familia Curie, el físico francés Jean Frederic Joliot (1900-1958) contrajo matrimonio con la hija de Pierre y madame Curie, la física francesa Irene Curie (1897-1956), quien ganó el premio Nobel de Química en 1935, el matrimonio con gran fama al descubrir la radiactividad artificial en 1934 (Filardo, 2011). Irene comenzó a trabajar bajo la dirección de su madre, luego se hizo cargo del Instituto del Radio y posteriormente contribuyó de forma notable al desarrollo de la ciencia francesa y a la conquista de los derechos de las mujeres (Muñoz P. A., 2013). Irene ganó el Nobel un año después de la muerte de Marie; su hija menor, Eve Curie, escribió la biografía de madame Curie después de su muerte (Serna, 2011). Una nieta de Marie se casó con un nieto de Paul Langevin, es Helene Langevin (Muñoz P. A., 2013).

En 1883, el británico James Wimshurst diseñó una máquina electrostática compleja, esta lleva el nombre de su diseñador, máquina de Wimshurst (Collazos, Otero, & Isaza, 2016). El artefacto está compuesto por dos platillos concéntricos de ebonita que giran en un eje común en sentido opuesto, es uno de los aparatos productores de corriente estática más significativos (Erkoreka & Cid, 2002).

Wilhelm Wien mostró en 1894, con argumentos termodinámicos que la densidad de energía ε del cuerpo negro satisface la relación entre la longitud de onda con la cual ocurre la máxima emisión de radiación y la temperatura del cuerpo, conocida como la «ley de desplazamiento de Wien» (Rodríguez-Meza & Cervantes-Cota, 2007).

Sir Francis Galton (1822-1911), científico inglés con múltiples aportes que ayudaron a la consolidación de numerosas disciplinas, llegó a ser reconocido a sus 87 años con el título de Sir otorgado por el Reino Británico (Moreno & Rodríguez, 2016). Primo de Charles Darwin, de privilegiada situación socioeconómica, ideó inicialmente un artefacto para determinar el umbral auditivo de las personas, una pequeña cavidad de latón de difícilmente media décima de pulgada (Sánchez-Moreno, 2015).

En 1883, Galton fabricó un silbato de 23 KHz de frecuencia, inaudible para el humano, pero audible para los perros (Morillo, 2000). La profundidad se regulaba para producir vibraciones sonoras más o menos intensas con la presión del aire, en la base ajustó un tapón que empujaba el paso del aire por la entrada interna del silbato; si agrandaba el orificio, provocaba una nota baja, mientras más estrecha fuese la nota, crecería en intensidad (Sánchez-Moreno, 2015). En 1900, Galton y Edelman lograron producir frecuencias hasta de 170 000 ciclos por segundo con el silbato de aire comprimido (Prada, 1995). Es reconocido como el padre de la psicometría y/o psicología diferencial, desarrolló métodos cuantitativos y los aplicó en sus estudios sobre la herencia (Moreno & Rodríguez, 2016).

El físico y fisiólogo francés Jacques-Arsene d'Arsonval (1851-1940), estableció las bases de la termoterapia capacitiva e inductiva con corrientes de alta frecuencia, los dispositivos que creó gozaron de gran popularidad, llamado también «Arsonvalización» (Gas, 2011). Las corrientes de alta frecuencia inician en 1880 cuando d'Arsonval hace pasar corriente de 3 amperios a través de su cuerpo y del de su ayudante, solo sintieron un suave calor (Watson, 2009). El profesor d'Arsonval en 1885 introduce en el Hôtel-Dieu, París, tratamiento de electroterapia en el servicio de fisioterapia, propiciando un auge importante en los hospitales, sumando 180 000 tratamientos para 1936 (Morillo, 2000), (Wirotius, 1999).

d'Arsonval observó en 1888 que las frecuencias superiores a los 5000 Hz disminuían la respuesta excitomotora del músculo (Heidland, y otros, 2012). Inició aplicando corrientes de alta frecuencia, determinando la importancia de la tensión y la intensidad, expuso la falta excitabilidad neuromuscular y la producción de calor profundo con este tipo de corrientes (Morillo, 2000), (Wirotius, 1999). Entre 1894 y 1895, d'Arsonval trata clínicamente a 75 pacientes que padecían distintas patologías, colocándolos en un enorme solenoide de inducción, exponiéndolos al campo por 15-20 minutos, también usó un sillón condensador (Gas, 2011). La rehabilitación en México se remonta a la creación de la Escuela Nacional para Ciegos y Deficientes Visuales a finales de siglo (Guzmán-González, 2016).

Siglo XX

El desarrollo de la electroterapia actual se inició esencialmente en este siglo como resultado a los avances tecnológicos en el mando de la electricidad (Avedaño, 2015). Las bases científicas de la electroterapia se fueron aclarando, ofreciendo un cambio a un tratamiento racional (Heidland, y otros, 2012). En este siglo surgió la electroestimulación en músculos denervados, reduciendo la pérdida de masa muscular y en prevención de atrofia; la electroterapia se convirtió en práctica común en la medicina física (Hainaut & Duchateau, 1992).

La medicina experimentó cambios que llevaron los agentes físicos a una diferente perspectiva de su utilización (Morillo, 2000). Hasta finales del siglo, técnicamente, la acción electroterapéutica se centró de forma muy importante en la aplicación de corriente galvánica y farádica, ya que la electroterapia dependía de la invención y fabricación de aparatos auxiliares: conmutador de corrientes, reóstatos, galvanómetros sensibles y baterías (Erkoreka & Cid, 2002).

Aunque el inicio de la rehabilitación a nivel mundial se remonta a la Grecia antigua, con la terapia manual y la hidroterapia, es durante el siglo XX cuando se otorga fundamento académico y científico a las profesiones médicas de la rehabilitación (Pava-Ripoll & Granada-Echeverry, 2016). Durante el siglo, hubo avances significativos en la atención a personas con discapacidad, con la participación de todas las instituciones de salud de México, hospitales como el General de México, el Infantil de México, el Hospital Colonia, el Hospital Central Militar, el DIF, entre otros (Guzmán-González, 2016).

Quien introduce verdaderamente la acupuntura en Europa a través de Francia es el diplomático Soulié de Morant en el siglo

XX; Morant tradujo textos, formó discípulos e implantó la acupuntura en ciertas consultas hospitalarias; es decir, organizó la profesión (Embid & Pintal, 1993).

En las primeras décadas se inicia la terapia profiláctica con luz de arco de carbón a pacientes con tuberculosis intestinal: los pacientes recibían baños de luz, aunque no existía una protocolización en el tratamiento de los pacientes (Gram & Moller, 1930). El hecho de que la investigación sobre la naturaleza de la luz nos haya abierto la puerta al conocimiento físico del espacio y del tiempo, mostrando el camino hacia el mundo cuántico, es uno de los legados más sorprendentes de la ciencia del siglo XX (Barbero, 2015).

A este siglo se le conoce como el de la «física», de 1900 a 1926 se obtuvieron un conjunto de éxitos impresionantes en la física teórica, entre ellos el desarrollo de la física cuántica, una revolución científica que cambió el paradigma de la ciencia (Morones, 2010). En la primera década del 1900, se demostró experimentalmente que los electrones son partículas que forman parte de la estructura atómica por medio de experimentos de dispersión de rayos X por átomos, también, estimando el número de electrones en el átomo (Muñoz E. L., 2014).

El 10 de diciembre de 1901, Jacobus Henricus van 't Hoff recibe el primer premio Nobel en el área de la química; nació en Rotterdam, Holanda en 1852, descubrió las leyes de la cinética química y las leyes que gobiernan la presión osmótica de las disoluciones, también creó la estructura formal de la fisicoquímica de las disoluciones electrolíticas (Garritz R. A., 2001). Considerado como uno de los mejores químicos de los tiempos, entre sus trabajos destacan las propiedades termodinámicas en las disoluciones, murió de tuberculosis a los 59 años (Nagendrappa, 2007). La idea de la existencia de una base iónica para el fenómeno de la excitación nerviosa puede encontrarse después de la aceptación entre científicos de la teoría de van 't

Hoff sobre la ósmosis en las soluciones en 1887 y de la ley de la dilución de Ostwald (Faraci, 2013).

A principios del siglo, los trabajos que realizaron Bernhard y Rollier contribuyeron a sustentar la helioterapia en cimientos de naturaleza científica, pese a que la utilización de la luz solar data de épocas muy remotas (Morillo, 2000). John Thornycroft utilizó por primera vez la palabra «cavitación», esta es la formación de diminutas burbujas de gas en el tejido (Martín C. J., 2013). En el año 1903, el médico suizo Auguste Rollier incorpora los tratamientos de la helioterapia a través de los famosos baños de sol (Uriarte, 2002).

En 1897, el físico J. J. Thomson (1856-1940) descubrió el electrón, esto en una serie de experimentos diseñados para estudiar la naturaleza de las descargas eléctricas, algo bastante de moda en la época (Tomé-López, 2013). En la Universidad de Cambridge descubre la existencia del electrón el 30 de abril, siendo el primer objeto más ligero que un átomo (Román, 2013). Interpretó el desvío de los rayos por placas cargadas eléctricamente y por imanes como pruebas de la existencia de «cuerpos mucho menores que los átomos» con una relación carga/masa muy grande (Tomé-López, 2013).

J. J. Thomson descubrió que los átomos no eran esferas rígidas, sino que se componían de partículas más pequeñas; observó mediante experimentos con electricidad que las partículas con carga negativa, las cuales llamó electrones, estaban sobre una esfera positiva (Medina V. J., 2001). Junto a su grupo de colaboradores, elaboraron un modelo atómico producto de los rayos catódicos, consistente en una esfera con electrificación positiva uniforme que es neutralizada por una masa de electrones negativos en anillos coplanares y concéntricos a la esfera (Moreno, Gallego, & Pérez, 2010).

Thomson, propuso en su modelo una esfera de radio atómico de carga positiva distribuida uniformemente, y los electrones colocados homogéneamente dentro de esta, este modelo fue bautizado en la literatura como «budín de pasas» (Muñoz E. L., 2014). En 1904 postuló que el átomo, contrariamente a la hipótesis de Dalton, no era la unidad de materia más elemental, sino que estaba constituido por unidades más pequeñas que poseían carga eléctrica. Afirmó que los electrones constituían la fracción más pequeña de la masa atómica, su modelo no perduró mucho (Boveri, 2014).

Thomson probó en los experimentos sobre el efecto fotoeléctrico que la luz ultravioleta estimulaba a que las mismas partículas encontradas en los rayos catódicos fueran expulsadas del material, es decir, electrones (Rodríguez-Meza & Cervantes-Cota, 2007).

Max Planck (1858-1947), considerado a inicios del siglo XX como el más célebre personaje en la física alemana (Clegg, 2015). Max Karl Ernst Ludwig Planck nace en Kiel, Alemania el 23 de abril, realizó trabajos sobre una de las dos propuestas teóricas de la segunda ley de la termodinámica, una de ellas es la de Clausius, la otra que él mismo demuestra que son equivalentes (Garritz A., 2008). El físico comenzó entre las más transcendentales ramas de la física moderna postulando que la onda de una energía electromagnética existía probablemente en pequeños cuantos, por lo que expuso la naturaleza de la luz (Hernández, Orellana, & González, 2008). Evitó la «catástrofe ultravioleta» (donde un cuerpo negro radiaba energía infinita para las longitudes de onda menores que la luz visible) postulando la teoría cuántica (Clegg, 2015).

Se considera un cuerpo negro a aquel que absorbe la totalidad de la energía radiante que incide sobre él, así, un cuerpo negro solo puede emitir radiación en virtud de su temperatura y se encuentra que esta radiación de distribuye a lo largo de distintas longitudes de onda en forma acampanada (Boveri, 2014). Planck analizó la radiación de un cuerpo negro comenzando con un punto de vista termodinámico y obtuvo su espectro teórico, su concepción de los *quanta* fue que la radiación se emitía como *quanta* de energía (*quantum* del latín, en plural *quanta*), pero se propagaba en la cavidad como ondas (Rodríguez-Meza & Cervantes-Cota, 2007), (Pinto, Martín, & Martín, 2011). Y, parece que Planck se resistió durante años a reconocer que existiesen los «cuantos», ya que los veía como un artificio matemático.

Todo inició en 1890, cuando un fabricante alemán de bombillas le pidió a Planck, de tan solo 32 años, calcular la energía emitida por los filamentos calientes de las mismas, por lo que introduce la idea de que un cuerpo caliente no produce radiación de manera continua, sino en los que originalmente denomino «elementos de energía», posteriormente en pequeños paquetes o cuantos (radiación electromagnética), invalidando que se propaga por ondas continuas (Clegg, 2015). Descubrió que la energía de un oscilador era igual a la frecuencia de radiación en Hz, multiplicada por una constante *h*; en consecuencia, desarrolló la «teoría cuántica», indicando que la energía se propaga mediante cuantos o paquetes de energía (Morillo, 2000). Fue el primero en lograr resultados de la física cuántica (Mendoza & Hernández, 1998).

La «constante de Planck», *h*, es la relación entre la longitud de onda de los cuantos y su energía (Clegg, 2015). A sus 42 años propuso su teoría cuántica y participó en un papel menor en el desarrollo posterior de la física cuántica (Rodríguez-Meza & Cervantes-Cota, 2007). Esto le valió el premio Nobel en 1918 (Clegg, 2015). En 1900 anunció el descubrimiento de una fórmula empírica que se ajustaba bastante a la distribución espectral de la radiación emitida a distintas temperaturas por un pequeño orificio hecho en la pared de un horno (forma práctica de obtener un cuerpo negro; Pinto, Martín, & Martín, 2011).

Logró la deducción teórica para la radiación, renunciando a la física clásica e introduciendo el cuanto de energía; Planck fue leal al régimen de Hitler, aunque terminó arrepintiéndose cuando este acabó con la vida de su hijo, Erwin (Garritz A., 2008) ejecutado en 1944 por participar en un infortunado atentado contra Hitler, aunque Planck participó públicamente en defensa de los científicos judíos que Hitler destituyó de sus puestos y tuvieron que emigrar, él mismo habló con Hitler para evitar la persecución de los científicos judíos (Mendoza & Hernández, 1998).

Albert Einstein (1879-1955), físico alemán, en 1905 publicó su «teoría fotónica», enlazando las teorías corpuscular y ondulatoria, aplicando la teoría cuántica en el campo de la electricidad (Clegg, 2015). Menciona tres fenómenos luminosos que no se pueden explicar mediante la teoría de Maxwell: la fotoluminiscencia, el efecto fotoeléctrico y la ionización de gases por luz ultravioleta, por la que intentó proporcionar un punto de vista acerca de la radiación que Maxwell dejó sin explicar (Cassini & Levinas, 2007). Halló que podía equipararse la energía cinética de un haz de luz incidiendo esta sobre una lámina de zinc a la suma de la energía cinética del electrón liberado más otra cantidad de sustancia fotosensible (Morillo, 2000).

Einstein admitió que la luz se constituye por paquetes de ondas, llamados fotones, siendo emitidos por los cuerpos luminosos, propagándose en todas las direcciones del espacio; estos fotones transportan una cantidad de energía proporcional a la frecuencia de su onda; en 1917, el propio Einstein describió el fenómeno teórico de la emisión estimulada (Clegg, 2015). La originalidad de la idea planteada por Einstein sobre el efecto de emisión estimulada fue resultado de años de investigaciones para la invención del láser, el camino estaba plasmado para que los físicos experimentales lograran comprobar la existencia de la emisión estimulada (Ibarra, Pottiez, & Gómez, 2018).

Fortaleció más la teoría cuántica, utilizó el concepto de «fotón», cuanto de la radiación electromagnética para explicar el efecto fotoeléctrico, supuso que la naturaleza de la luz se puede comparar como onda y como partícula (Mendoza & Hernández, 1998). La teoría cuántica le horrorizó, llevándolo a escribir: «Encuentro bastante intolerable la idea de que un electrón expuesto a radiación pueda escoger a su voluntad no solo el momento en que salta, sino también la dirección en que lo hace; si fuera así preferiría ser zapatero, o mejor, empleado de casino, que físico», sumando su famoso comentario «Dios no juega a los dados».

Einstein postuló que un rayo de luz más brillante contiene más fotones, aunque con la misma energía individual, basándose en el efecto fotoeléctrico, contribuyendo al nacimiento de la física cuántica (Clegg, 2015). A Einstein no le interesaba en sí mismo el efecto fotoeléctrico, además de que su teoría provocó serias críticas negativas. A finales de la década de 1910, ya esperaba su premio Nobel, pues ya lo habían propuesto desde 1910 (Rodríguez-Meza & Cervantes-Cota, 2007). Obtuvo el Premio Nobel de Física por sus investigaciones en 1921; tres años antes, Planck gano el galardón (Garritz A., 2008). Planck y Einstein aceptaron que la luz se constituye por paquetes de ondas llamados fotones emitidos por los cuerpos luminosos propagándose en todas las direcciones del espacio y transportando una cantidad de energía en proporción a la frecuencia de su onda, unificando las teorías corpuscular y ondulatoria (Morillo, 2000).

Ernest Rutherford (1871-1937) nació el 13 de agosto en Spring Grove (actualmente Brightwater), Nueva Zelanda; en 1898, en la Universidad de Cambridge descubre que los rayos emitidos por los materiales radioactivos son de dos tipos principales: alfa y beta (Román, 2013). En 1912, un equipo de científicos liderado por Rutherford comienza a trabajar en relación con la relatividad, propusieron un modelo atómico con núcleo positivo y un sistema de electrones girando a cierta distancia de él (Moreno, Gallego, & Pérez, 2010).

Rutherford probó que el modelo de Thomson era inadecuado, suponiendo que la carga positiva del átomo está concentrada en una región muy pequeña en el centro del átomo, llamada núcleo, y los electrones giraban a su alrededor gobernados por las leyes de la física clásica (Muñoz E. L., 2014). Tenía todos los elementos para concluir que la carga positiva del átomo estaba concentrada en un «núcleo» muy pequeño, ignorando todos los problemas de estabilidad del átomo (Tomé-López, 2013).

Con la hipótesis de Rutherford sobre la masa del átomo concentrada en una minúscula porción del espacio con carga positiva, aparecería el átomo nuclear y los electrones atraídos hacia el núcleo por la fuerza electrostática (Boveri, 2014). Durante el periodo de 1915-1917, desarrolla una investigación pionera sobre métodos acústicos para la detección del sonido de los submarinos y colabora con el Almirantazgo Británico, patenta junto con Bragg un aparato para determinar la dirección del sonido de los submarinos en 1916 (Román, 2013).

Niels Bohr (1885-1962), pionero danés de la teoría cuántica y frecuente opositor de Einstein, en 1913, notó que la energía de los fotones correspondía a los diferentes niveles de energía entre las órbitas fijas de los electrones (Clegg, 2015). Aplicó la teoría cuántica para construir su modelo de átomo, donde los electrones pueden encontrarse solo en determinados niveles de energía definidos por las limitaciones cuánticas; el paso de un electrón de un nivel a otro se acompaña de la emisión de la diferencia de energía entre dos niveles (Mendoza & Hernández, 1998). Llegó al laboratorio de Rutherford en Manchester, procedente de una mala experiencia en Cambridge con Thomson, a mediados de marzo de 1912 y permaneció por pocos meses (Tomé-López, 2013).

Así, Bohr era antiguo miembro del equipo de Rutherford, con su modelo atómico intentaba conciliar la separación espacial de los electrones del núcleo considerando la cuantificación de la energía y denominó las órbitas estacionarias (Boveri, 2014). Su modelo atómico supuso la introducción de una idea fundamental en el desarrollo y aplicación de la física cuántica (Tomé-López, 2013). Postulando que los átomos eran estables y que en el espectro aparecían diferentes frecuencias de la luz emitida (Clegg, 2015). Así, Bohr propuso un modelo para el átomo de hidrógeno, donde supuso que los electrones en el átomo e hidrógeno se encuentran «girando» en órbitas circulares alrededor del núcleo atómico (Morones, 2010). Adoptando el modelo atómico de Rutherford, consideró que las leyes de Newton y Coulomb eran válidas e igualó la fuerza centrípeta con la electrostática (Levada, Maceti, Lautenschleguer, & Oliveira, 2013).

En 1913, Bohr enuncia su simple teoría de la estructura atómica logrando sorprendentes resultados como la estabilidad atómica, la emisión y absorción de radiación en forma cuantificada, estados estables atómicos discretos, entre otros (Muñoz E. L., 2014). Para explicar los fenómenos observados, postuló que solamente ciertas órbitas están permitidas y que cada órbita tiene una energía definida, a este postulado se le llama «postulado de cuantización» porque conduce a la cuantización de energía (Morones, 2010). Las limitaciones del modelo de Bohr fueron el punto de partida para el desarrollo de la mecánica cuántica, cuyos conceptos explican la estructura del átomo, por lo que el modelo planetario permanece como una necesidad para comprender la teoría atómica (Levada, Maceti, Lautenschleguer, & Oliveira, 2013). En 1922, recibe el premio Nobel de Física por su modelo atómico (Clegg, 2015).

A inicios del siglo, el Dr. Träbert descubrió empíricamente las corrientes que llevan su nombre, también denominadas *Ultra-Reiz* o de «ultraexcitación», usando corriente eléctrica continua e interrumpida monofásica de impulsos rectangulares (Albornoz, Maya, & Toledo, 2016).

John William Strutt, el tercer Barón de Rayleigh, uno de los pocos miembros de la nobleza como destacado científico y galardonado con el premio Nobel, publicando entre otras obras la «teoría del Sonido» (Baker, 2005).

En 1906, Robinovitch, mujer cirujana, usó corriente de 100 Hz con anchura de pulso de 10 ms y 40 V para producir suficiente anestesia con el fin de tratar varias amputaciones de miembro inferior (Macdonald, 1993).

Fritz Frankenhauser, estudió la evidencia de que las sustancias se transmiten como disociación y cargas iónicas (Helmstädte, 2001). Antes de 1908, se le atribuye por un número de autores el término «iontoforesis» (Albornoz, Maya, & Toledo, 2016), (Khan, y otros, 2011).

En 1907, el físico alemán Karl Franz Nagelschmidt demostró la posibilidad de generar calor profundo en los tejidos con energía de alta frecuencia; en 1909 introduce el concepto de «diatermia» para determinar los efectos térmicos y publica su libro en aplicaciones con diatermia en 1913 (Gas, 2011).

El fisiólogo francés Weiss constató que para obtener una estimulación no es tanto la forma de la corriente lo que importa, sino la cantidad de corriente en un tiempo determinado, existiendo una relación entre cantidad de carga necesaria para alcanzar el umbral y la duración de corriente aplicada (Anco, 2018).

Louis Lapicque (1866-1952), fisiólogo francés y pionero en la excitabilidad neural, por mucho tiempo se cuestionaba: ¿qué tanta intensidad y duración de un estímulo se requiere para excitar un nervio? Y, asimismo, la relación biofísica entre el estímulo y la excitabilidad (Brunel & van Rossum, 2007). En 1907 publicó una teoría cuantitativa de la excitación nerviosa basada en la analogía con el circuito: este se componía de una resistencia en el circuito, una resistencia intrínseca de la porción del nervio interpuesto entre los electrodos y la resistencia local de la membrana en el ánodo (Faraci, 2013).

Demostró, estimulando el nervio ciático de ranas, que el voltaje necesario para contraer el músculo gastrocnemio era menor cuando mayor era la duración del estímulo; solventar la diferencia entre potencial de reposo y potencial umbral es un proceso complejo, pues no es un único valor (Sánchez-Aguilera, 2017). Usó un pulso eléctrico de corta duración vía dos electrodos que fabricó especialmente, con una batería como fuente de voltaje parecido a un potenciómetro actual, obteniendo una corriente constante durante la electroestimulación (Brunel & van Rossum, 2007).

El mismo año, Lapicque describió las curvas de intensidad/tiempo, así como el vínculo entre intensidad y tiempo necesario del estímulo para lograr la excitabilidad del tejido diana (Benito M. E., 2013). En su estudio introduce un modelo del nervio donde compara la información obtenida por estimulo nervioso a una rana formando las bases para modelos de la membrana (Brunel & van Rossum, 2007). Definió la reobase y la cronaxia en 1909, como principio fundamental de utilidad actualmente (Morral, 2001).

Considerando que reobase es la mínima intensidad de estímulo capaz de producir una despolarización umbral y cronaxia es la duración mínima del estímulo necesaria para alcanzar una despolarización umbral cuando la intensidad de estímulo es 2x reobase (Sánchez-Aguilera, 2017). Así, postula una fórmula matemática más amplia, desarrollando la fórmula fundamental de la electroestimulación: $I = (Q/t) + i$; donde Q es la cantidad de corriente necesaria para alcanzar el umbral, I es el nivel de corriente, t el tiempo de aplicación e, i es el valor mínimo de corriente, aplicado en un tiempo infinito, para producir una contracción (Anco, 2018).

En 1910, Whitney introdujo la diatermia por onda corta (Morillo, 2000). En 1911, con la utilización de los fenómenos eléctricos Rosicky, Logde y Altberg produjeron ultrasonidos; también, Neeklepajew obtuvo ultrasonidos hasta de 400 000 ciclos por segundo usando el mismo procedimiento de estallido de un centelleo eléctrico (Prada, 1995). Von Perthes refirió en 1912 un estimulador que se aplicaba con aguja de níquel y laca para la estimulación de nervios periféricos (López-Herranz, 2008). Desde 1915, con la fundadora Eleanor Clarke Slagle, enfermera y trabajadora social, se iniciaron en Chicago las primeras escuelas de terapia ocupacional, reincorporándose a los servicios de rehabilitación, llamados inicialmente técnicos laborales y posteriormente laborterapeutas (Pava-Ripoll & Granada-Echeverry, 2016).

El físico francés Langevin y el Doctor Chilowsky lograron desarrollar el primer generador ultrasónico por medio de un cristal piezoeléctrico (Martínez, Vitola, & Sandoval, 2007). El parisino Paul Langevin (1872-1946) fue una figura emblemática en la primera mitad el siglo por su participación en una de las mayores revoluciones científicas: relatividad, mecanismos cuánticos y física estadística; inventó el ultrasonido ecográfico siendo muy importante en la imagenología médica (Bok & Kounelis, 2007).

El gobierno francés consultó a Langevin sobre la posibilidad de desarrollar un artefacto capaz de detectar submarinos enemigos; desarrolló un dispositivo usando el efecto piezoeléctrico que aprendió como estudiante con los Curie (Baker, 2005). Por lo que, a través de ultrasonido, estableció la base del sistema de navegación sonar (Dávila, Barros, Reynolds, Lewis, & Mogollón, 2017). *Sonar* es el acrónimo del inglés *Sound Navigation Ranking* o *exploración acústica en navegación*, su patente se obtuvo por los gobiernos de Francia y Estados Unidos entre 1916 y 1917 (Martínez, Vitola, & Sandoval, 2007). Construyó el primer equipo de ultrasonidos basado en la piezoelectricidad, observando los primeros efectos biológicos de estas vibraciones de alta frecuencia (Morillo, 2000).

En 1916 mostró sus procesos para ubicar submarinos, realizando sus trabajos durante la Primera Guerra Mundial con el mecanismo de elaboración de emisiones en el agua empleando un generador de ultrasonidos, sus trabajos forjaron las bases del sistema sonar (Prada, 1995). Participó en causas sociales y políticas: derechos humanos, pacifista y luchó contra el auge del fascismo y nazismo en Europa; estuvo entre los que marcharon por la paz junto a Einstein en las calles de Berlín (Bok & Kounelis, 2007).

Así, en Francia 1927, el profesor P. Langevin aplicó por primera ocasión la piezoelectricidad con dos platos de cuarzo en forma de «X» y amplificadores de tubo de vacío con el objetivo de generar ondas sonoras en el agua y detectarlas para localizar submarinos, creando el sonar (Álvarez, Medina, & Morales, 2017), (Dávila, Barros, Reynolds, Lewis, & Mogollón, 2017). El 30 de octubre de 1940, Langevin fue arrestado por los alemanes donde permaneció en la cárcel por varias semanas, puesto más tarde en arresto domiciliario en Troyes, escapando a Suiza en mayo de 1944 con ayuda de Frédéric Joliot-Curie, yerno de Marie y Pierre Curie (Bok & Kounelis, 2007).

El sonar obtuvo gran popularidad en el ámbito militar por sus numerosas aplicaciones durante la Segunda Guerra Mundial (Martínez, Vitola, & Sandoval, 2007). El trabajo científico de Langevin es muy extenso y cubre varios dominios en la física: magnetismo, relatividad y movimiento browniano (Bok & Kounelis, 2007). Su análisis del movimiento browniano era un poco más general y correcto que el de Einstein (Lemons & Gythiel, 1997).

Stéfane Armand Nicolas Leduc (1853-1939), médico francés con una gran historia en el campo de la biología, defensor de que la vida era un fenómeno físico y no un principio de vida específica, que la vida y la embriogénesis es resultado de la fuerza intrínseca de fuerzas físicas organizadas (Clément, 2018). Demostró el uso potencial de corriente eléctrica para introducir sustancias a través de la piel, aunque en ese mismo momento, Wirt experimentaba con la iontoforesis en Alemania, también la técnica se había extendido a varios investigadores europeos (Roy, 2007).

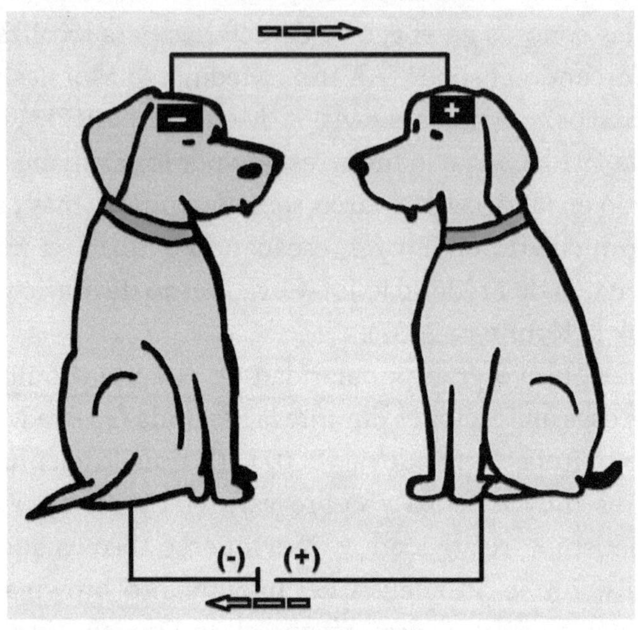

El más conocido experimento de Leduc fue con conejos, pero también experimentaba con perros.

Los trabajos de Leduc fueron excluidos de la *French Académie des Sciences* y olvidados años después, la mayoría de sus créditos introducidos en los enfoques médicos de la morfogénesis biológica fue gracias a D'Arcy Thompsom (Clément, 2018). Por sus trabajos en el método de administración de agentes farmacológicos por iontoforesis obtuvo fama, quien introduce el término «iontoterapia» formulando las leyes de este proceso (Khan, y otros, 2011). También se le recuerda por sus experimentos y por ser el primero en usar el término de «biología sintética»; en la década de 1880 lidió con las epidemias de cólera y tifoidea, así como el trabajo de aguas residuales e investigaciones en el campo de la electrofisiología y radioterapia (Clément, 2018).

Leduc repitió los experimentos de Munk, donde sus publicaciones lograron mayor fama (Albornoz, Maya, & Toledo, 2016). Publicó tres libros que hablan de la embriogénesis y de la organización biológica: *Théorie Physico-chimique de la Vie et*

Générations Spontanées, *La Biologie Syntétique* y *Enérgétique de la Vie*. En estas publicaciones, Leduc detalla su «teoría física» pocos años antes que las publicaciones de D'Arcy Thompsom (Clément, 2018).

Sus investigaciones fueron publicadas en varios idiomas, mostró cómo experimentó en dos conejos, donde transportó sulfato de estricnina del polo positivo a negativo dentro de un circuito eléctrico, también describió el transporte transdérmico de manganato de potasio (Clément, 2018), (Helmstädte, 2001). Aunque otra versión encontrada diferente del experimento, en la que coloca cloruro sódico en el ánodo de uno de los conejos y sulfato de estricnina en el cátodo del otro conejo (Guodemar, García, & Rodríguez, 2004).

Debido a su trabajo de 1900 sobre la iontoterapia y las leyes de su proceso, el método de administración de agentes farmacológicos por la iontoforesis se hizo popular (Rawat, Vengurlekar, Rakesh, Jain, & Srikarti, 2008). Comprueba que, al pasar corriente galvánica, ambas sustancias no reaccionan, ya que bajo el ánodo penetró el ion de sodio y el ion de sulfato bajo el cátodo, pero al invertir la polaridad mueren ambos conejos debido a que el sulfato de estricnina al repelerse por su mismo signo, penetró en el cuerpo de los animales (Guodemar, García, & Rodríguez, 2004).

En 1902, duplicó la investigación de la inducción del sueño por electroterapia, el primero en investigar fue Araya en Chile en 1870, Leduc usó corriente interrumpida de 100 Hz, colocando los electrodos sobre el cráneo en conejos y perros, también logró anestesia o electronarcosis (Macdonald, 1993). En la década de 1920, Stéphane Leduc, detalló la administración de ácido salicílico con corriente eléctrica para dolor y cicatrización de heridas (Albornoz, Maya, & Toledo, 2016).

Los baños solares y la terapia por luz artificial denominada «fototerapia» tomaron gran popularidad en Gran Bretaña y en el extranjero, empleada desde 1890 para tratar la tuberculosis

(Woloshyn, 2016). En esta década, al igual que las corrientes de alta frecuencia y de las estáticas, se agregan las corrientes galvanofarádicas o también llamadas de Watteville, sinusoidales y ondulatorias (Erkoreka & Cid, 2002). Con el tiempo, se contó con la lámpara de mercurio; en 1919, Hulshisky demostró las propiedades antirraquíticas de la luz ultravioleta (Morillo, 2000).

El concepto de «observar» estructuras usando «sonido» evolucionó en la década de los 20, cuando el ultrasonido producido por cristales piezoeléctricos era usado para detectar fallas en los metales (Mohamed, Arifi, & Omran, 2010). En 1923, Alderson recomendó el uso de una lámpara de cuarzo de mercurio para tratar psoriasis (Luna-Hernández & García-Rodríguez, 2011). El mismo año, William Henry Goeckerman introduce la lámpara artificial de radiación UVB por mercurio a alta presión para tratar la psoriasis, su tratamiento se hizo popular en Estados Unidos y se usó por décadas (Hönigsmann, 2013).

En 1923, el físico francés Louis de Broglie (1892-1987), propuso que si los fotones de luz se pueden comportar como ondas y como partículas, debería ser igualmente válido para otro tipo de partículas, como los electrones (Clegg, 2015). En 1924, de Broglie propuso la existencia de ondas de materia en su tesis doctoral; tal fue el interés de Einstein en su trabajo que en 1925 publicó un trabajo citando sus ideas precursoras (Muñoz E. L., 2014). Así, su teoría fue probada por George Thomson y Clinton Davisson, demostrando cómo se producía un patrón de difracción de anillos concéntricos cuando un rayo estrecho de electrones pasa por una fina película metálica o un cristal; partiendo de la idea de Broglie, el físico austriaco Erwin Schrödinger calculó la velocidad de la luz emitida, aunque, la mayoría lo conocemos por su famoso «gato» (Clegg, 2015).

En 1925, Goeckerman introduce el uso del alquitrán en combinación con la radiación ultravioleta (Luna-Hernández & García-Rodríguez, 2011). El 25 de abril del mismo año, nace el Dr. Patrick David Wall (1925-2001) en Nothingham, Reino

Unido, con muy buena trayectoria académica, ya que a sus 21 años tendría publicaciones en las revistas Brain y Nature; trabajó en las universidades de Chicago, Harvard y finalmente en el Instituto de Massachusetts en 1960, donde conoce al Dr. Melzack (Rocha, Juárez, & Ferretiz, 2019). Con resultados experimentales obtenidos por Arthur Holly Compton en 1923, el cuanto de luz tomó con pleno derecho el estatus de partícula y en 1926 recibió el nombre definitivo de «fotón» por parte de Gilbert Newton Lewis (Boveri, 2014).

El inglés L.F. Richardson propone el uso de ondas sonoras para delimitar obstáculos por medio del eco en 1927 (Prada, 1995). Entre 1924 y 1927, con el trabajo de Wood y Loomis en Nueva York, se inició experimentalmente la investigación de los efectos biofísicos del ultrasonido, esto en colaboración con el laboratorio de General Electric Company, usando platos de cuarzo como osciladores piezoeléctricos (Fyfe, 1985), (González S. M., 2013). Lois, en 1927, investiga sobre los efectos biológicos y la aplicación de los ultrasonidos terapéuticos; en 1939, con las investigaciones de Pohlman, se generaliza su uso con objetivo antiinflamatorio y analgésico, también demostró el uso terapéutico de los ultrasonidos en los tejidos humanos, en la escuela médica de Berlín (Cámara, 2014), (Morillo, 2000).

En 1928, los físicos alemanes Rudolf Walter Ladenburg y H. Kopfermann, comprobaron de forma experimental la emisión estimulada, también conocida en esa fecha como absorción negativa; anteriormente Ladenburg estudió las propiedades del gas neón para provocar emisión estimulada (Ibarra, Pottiez, & Gómez, 2018). En 1928, Whitney introdujo la hipertermia. Esau y Schliephake iniciaron la radarterapia (Morillo, 2000). En 1929, de Broglie obtiene el premio Nobel de Física luego de que sus ideas fueron comprobadas experimentalmente (Muñoz E. L., 2014). El mismo año, el astrónomo estadounidense Edwin Hubble (1889-1953) señaló la existencia de galaxias más allá de la Vía Láctea y formuló empíricamente la «ley de Hubble» basándose en el «efecto Doppler», idea que culminó en la formulación de la teoría del *big bang* (Cerda & Garcia, 2006).

En 1929, el electrodiagnóstico fue perfeccionado por Adrian y Bronk con la aguja coaxial, base de la electromiografía actual (Morillo, 2000). Aunque uno de los primeros reportes clínicos de enfermedades neurológicas con este método lo realizó Weddel en 1944, el objetivo de la electromiografía es el registro de las variaciones de voltaje producidas por las fibras musculares como expresión de la despolarización de sus membranas (Gámez, 2010).

En 1924, el científico ruso S. Y. Sokolov propuso el mecanismo del ultrasonido como mecanismo para la inspección industrial (Martínez, Vitola, & Sandoval, 2007). Describió un método por el cual el sonido se reflejaba para la detección de fallas en placas metálicas. El ingeniero estadounidense Floyd Firestone aplicó esta tecnología en 1942 recibiendo la patente.

En 1936, Dolhmann fabricó el primer equipo de ultrasonidos aplicable en medicina (Morillo, 2000). Antes de 1930 fueron tratados los primeros pacientes con ultrasonido por médicos en Europa y una gran crítica sobre el uso terapéutico con tendencia empírica en lugar de definir sus bases científicas (Fyfe, 1985).

En Montreal, el 19 de julio de 1929 nace Ronald Melzack, quien realizó estudios de psicología en la Universidad de McGill, tenía gran interés con pacientes con dolor de miembro fantasma, publicó el cuestionario de dolor de McGill en colaboración con el Dr. Torgerson (Rocha, Juárez, & Ferretiz, 2019).

En la década de 1930, el estadounidense Arthur Milinowski y el doctor Ginsberg realizan experimentos tratando de eliminar los efectos térmicos reduciendo los efectos adversos asociados con la aplicación del tratamiento por onda corta continua, introduciendo pausas, finalizando en 1936 con la producción el aparato de onda ultracorta (Watson, 2009). El ultrasonido como uso médico terapéutico comenzó a ser investigado esta década; las primeras aplicaciones fueron probadas para varias condiciones usando el mecanismo de acción térmico en el tejido (Miller, Smith, Czarnota, Hynynen, & Makin, 2012).

A mediados de la década de 1930 se presentan las primeras investigaciones usando corrientes con frecuencias por encima de los 1000 Hz buscando una inhibición nerviosa, otros estudios usaron frecuencias de 2300 Hz concluyendo una inhibición por la disminución de la excitabilidad de la membrana nerviosa provocando un bloqueo (Avedaño, 2015).

El neutrón pasó desapercibido por los científicos hasta que se dieron cuenta que el peso de protones y electrones no coincidía con el peso del átomo, sospechando de su existencia, ya que carecía de carga, por lo que en 1932 J. Chadwich identificó los neutrones mediante análisis espectrográfico (Medina V. J., 2001). De 1932 en adelante, se clasificó el espectro ultravioleta en zonas A, B y C (Morillo, 2000).

En el mismo año, el Profesor Sir. Charles Scott Sherrington es galardonado con el Nobel de Medicina por su trayectoria en trabajos en localización de las funciones en la corteza cerebral (Rocha, Juárez, & Ferretiz, 2019). En 1938, el dermatólogo danés Kuske detalló la fotosensibilización de la piel por plantas por la presencia de furocumarina (AI-ISMAIL, 2006).

El mismo año se logró demostrar experimentalmente la emisión ultrasónica de los murciélagos por el zoólogo estadounidense D. Grifinn (Prada, 1995). Isidor Isaac Rabi (1898-1988) y su equipo de colaboradores publicaron sus exitosos resultados denominando a la resonancia nuclear magnética, espectroscopía por radiofrecuencia en 1938, reconociendo a Gorter por su apoyo, Rabi es galardonado por el Nobel de Física en 1944 (Canals, 2008). En 1939, tuvo lugar en Erlangen (Alemania) el Primer Congreso Internacional de Ultrasonidos (Morillo, 2000).

La medicina física y rehabilitación como especialidad tiene su origen en Estados Unidos con la figura del médico Frank Krusen, graduado de Jefferson Medical Collage en Filadelfia (Vergara, 2010). Considerado «el padre de la medicina física», fue quien propuso el término «fisiatría» en 1939, derivado del griego *physis*, pertinente a los fenómenos físicos, e *iaetria*, que se refiere al tratamiento médico para esta especialización de la medicina (Pava-Ripoll & Granada-Echeverry, 2016). Contrajo un cuadro de tuberculosis a temprana edad, donde atribuyó su mejoría fundamentalmente a la helioterapia y decidió que la medicina física debía desarrollarse con bases científicas y ser aceptada como una especialidad médica (Vergara, 2010).

En la década de 1940, el departamento de guerra de los Estados Unidos investigó la aplicación de electroestimulación para la recuperación de la masa y fuerza muscular así como la prevención de atrofia con galvanismo (pulso monofásico) y ejercicio en lesión del nervio cubital después de la cirugía (Tiktinsky & Narayan, 2010). Durante el pico de la Segunda Guerra Mundial, requería la atención de terapeutas físicos para soldados heridos que regresaban a sus hogares, dando así una nueva orientación a las investigaciones realizadas con la aplicación de electroestimulación (Shaik & Shemjaz, 2014).

En 1940, la enfermera australiana Elizabeth Kenny desarrolló un revolucionario tratamiento dirigido a víctimas de polio con compresas húmedas y tibias para los espasmos y la manipulación muscular destinada a reeducación muscular (Pava-Ripoll & Granada-Echeverry, 2016). En 1941, Bauwens realiza aplicaciones clínicas con aparatos electrónicos, produciendo corrientes con parámetros preestablecidos, dando variabilidad de sus condiciones y características, se contó con el sonar *(Sound Navigation and Ranging),* siendo el origen de la utilización diagnóstica de los ultrasonidos y ecografía (Morillo, 2000), (Wirotius, 1999)

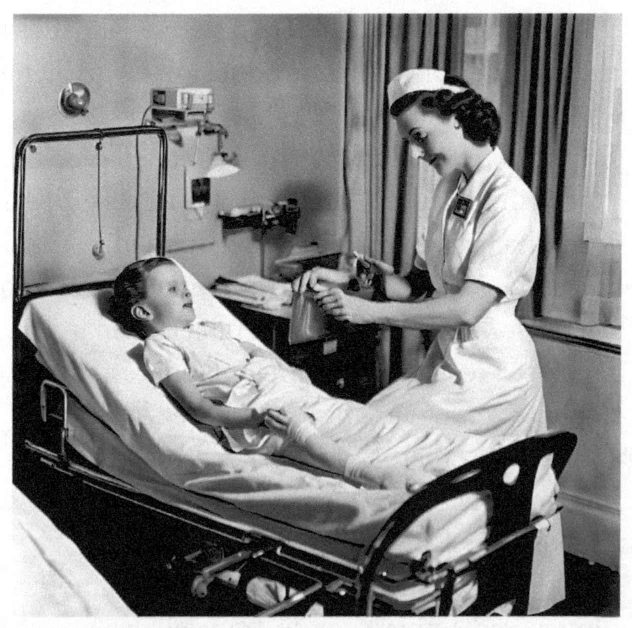

Representación de la enfermera Elizabeth Kenny tratando con una compresa húmeda y tibia a víctima de polio para sus secuelas en la década de 1940, en la epidemia de poliomielitis.

El sonar se emplea por primera vez de forma práctica aprovechando la piezoelectricidad debido a la propiedad de transformar una señal mecánica en eléctrica, descubierto a finales de la Primera Guerra Mundial cuando las ondas sonoras producidas por los submarinos eran detectadas por un trozo de cuarzo inmerso en el agua, por el cual se medían las corrientes generadas para detectar la dirección de la que procedía el sonido (Chacón, Cortés, Giral, & Romero, 2012).

Hasta 1942, el neurólogo vienés Dussik y su hermano, utilizaron el ultrasonido para estudiar el cerebro humano (González S. M., 2013), (Baker, 2005). La técnica fue denominada «hiperfonografía cerebral» y sus primeras imágenes como resultado fueron publicadas en 1948, teorizando sobre la posibilidad de obtener imágenes mediante el uso de los ultrasonidos (Cámara, 2014). Desde el primer reporte de la aplicación de ultrasonografía como modalidad médica de imagenología por Dussik, esta técnica se ha extendido en casi todas las especialidades médicas, siendo simple y accesible en la reproducción de imágenes (Pinto, Azebedo, Pereira, & Caldeira, 2017).

El actual *juramento Hipocrático* es una adaptación de 1948 de un texto atribuido por Galeno a Hipócrates, pretendiendo proporcionar una base moral de actuación médica a todos aquellos aprendices a los que instruyó, rompiendo la tradición de enseñar solo a personas de su propia familia (Espinar, 2011).

En 1949, se realiza el primer Congreso Internacional de Ultrasonidos en Alemania (González S. M., 2013). En Latinoamérica, se crearon las primeras sociedades de rehabilitación desde 1949 en Argentina (Pava-Ripoll & Granada-Echeverry, 2016).

En 1951, Ralph A. James y Albert Ghiorso sintetizan un elemento químico radiactivo cuando trabajaban para el Proyecto Manhattan, llamándolo «curio», inmortalizando a la gran familia de científicos Curie (Filardo, 2011).

A consecuencia de la Segunda Guerra Mundial, la balneoterapia se guio a un plan de tratamiento racional desarrollando un número de técnicas de rehabilitación como tratamiento a afecciones de origen neurológico (Kemoun, Watelain, & Carette, 2006).

El cirujano dental Pierre Bernard (1920-1950) inventó las corrientes diadinámicas o de Bernard (Benito M. E., 2013), (Gersh, 1992). Desarrolladas en Francia, estas tenían un amplio efecto analgésico en lesiones del tejido blando y trastornos sistémicos (Camargo, dos Santos, & Liebano, 2012). En 1945, Bernard anunció un retardo en la acomodación del tejido neuromuscular con estímulo por corrientes eléctricas moduladas en intensidad y/o en frecuencia, obteniendo analgesia como efecto y agrupadas en cinco modalidades eléctricas e introducidas en el campo médico (Albornoz, Maya, & Toledo, 2016). Son corrientes alternas rectificadas con frecuencias de 50 Hz y 100 Hz (Fortunato, Mendoca, & Eloin, 2012). Describió la terapia diadinámica en

Francia en 1950, la terapia de baja frecuencia fue utilizada por terapeutas en Europa para tratar dolor y padecimientos circulatorios por sus postulados en los efectos sobre el sistema autónomo (Ganne, 1976). Gozaron de gran popularidad en Europa (Albornoz, Maya, & Toledo, 2016).

Tomando como registro de los avances dentro de la rehabilitación en México debido a la epidemia de la poliomielitis; en 1946 inició la era epidémica de poliomielitis en México, aunque ya había existencia de la poliomielitis durante los últimos 30 años atrás, aumentó a partir de 1946, por consiguiente, en 1953 se creó la Dirección General de Rehabilitación para la readaptación de las víctimas con secuelas, y que probablemente como un Instituto Nacional de Rehabilitación (Marriotte, Calderon, & Ornelas Hernández, 1953).

En 1947, renace derivado de la fotoquimioterapia debido al uso de ingredientes activos aislados, más la exposición solar aplicada a pacientes con vitíligo en Egipto, en las siguientes décadas se inicia el tratamiento para psoriasis con radiación ultravioleta y 8-MOP tópico u oral (Hönigsmann, 2013). Cuando el farmacéutico egipcio Fahmy y su estudiante Shady aíslan el compuesto de psoraleno 8-MOP de la planta *Ammi majus*, más tarde el dermatólogo egipcio El Mofty usa el compuesto de manera tópica y oral seguido de un baño solar logrando repigmentar máculas vitiliginosas (AI-ISMAIL, 2006).

Se realiza la primera aplicación experimental de ondas de choque para el tratamiento de un tumor cerebral (Alguacil, Gómez, & Miangolarra, 2002). En 1948, se reportaron resultados favorables de terapia en 127 pacientes con ciática, lumbago, neuralgia por herpes, colocando los electrodos en las ramas nerviosas periféricas cutáneas, su logro fue gracias a los trabajos anteriores de Thompson e Inman en 1933 (Macdonald, 1993). En el mismo año, en la 9.ª Conferencia General de Pesas y Medidas, se decidió incorporar una unidad base de naturaleza eléctrica a fin de atender las necesidades de medición de tipo electromagnético, de esta manera el amperio se definió como unidad base del Sistema Métrico Decimal (López & Lazos, 2011).

Desde 1949 se usa el término «peloides» a una mezcla heterogénea de sustancias hipertermales conformada por un sólido como arcillas, limos, fangos, entre otros y un líquido, comúnmente agua mineromedicinal en lona o tela impermeabilizada (Albornoz & Meroño, 2012).

Finalizando 1949, el teniente George Ludwing del Instituto Naval de Investigación Médica de Maryland publicó trabajos donde reporta que la velocidad de transmisión del sonido en diversos tejidos blandos de animales se objetiva entre los 1490 y 1610 m/s con un promedio de 1540 m/s, valor que permanece actualmente para los sistemas de diagnóstico por ultrasonido (Corona, 2012). Ludwing, junto con Francis Stuthers, usaron el ultrasonido con el objetivo de detectar cuerpos extraños en tejidos orgánicos como: vidrio, metal, plástico, cálculos biliares, etc., siendo la primera aplicación médica del método ecoimpulso, con frecuencias entre 1 y 2,5 MHz (Dávila, Barros, Reynolds, Lewis, & Mogollón, 2017).

Continuando con la década de 1940, el doctor Kegel creó el primer biofeedback manométrico para los músculos del suelo pélvico; desarrolló el perineómetro, que consistía en una cámara de presión colocada en el interior de la vagina, registrando la presión de los músculos pubococcígeos (Walker, 2013). Aunque el desarrollo del biofeedback ha sido gradual a lo largo del tiempo, estudios de Schutz en Alemania en 1932 sobre entrenamiento autógeno y los desarrollados por Jacobson en EUA en 1938 en la relajación muscular progresiva, atribuyeron notablemente el progreso del feedback (Albornoz, Maya, & Toledo, 2016).

El objetivo del biofeedback es ayudar a los pacientes a desarrollar un mayor conocimiento y un incremento en el control voluntario de sus procesos fisiológicos que están fuera de su conocimiento y bajo escaso control voluntario (Ardizone, Sánchez, & Celemín, 2009). El uso del biofeedback en el tratamiento del dolor crónico se ha documentado en 1970 por Budzynski et al. para el tratamiento de las cefaleas tensionales, y desde entonces, se ha utilizado en una gran variedad de patologías con dolor (Górriz, 2003).

Posteriormente, y debido a la sensación incómoda de las corrientes de baja frecuencia de Bernard, el Dr. Hans Nemec invento las corrientes interfernciales (Benito M. E., 2013), (De Domenico, 1982). Científico austriaco, atraído por determinar el factor que más influía al dolor en los pacientes sometidos a la acción de la corriente eléctrica, impidiendo utilizar altas intensidades, concluyendo que el factor era la frecuencia en la variación de la excitabilidad (Morillo, 2000). Usan el principio de amplitud modulada para disminuir la incomodidad de la estimulación de tejidos profundos combinando diferentes frecuencias, estas corrientes no afectaron al reflejo nociceptivo o reflejo-H (White, Li, & Chiu, 2001). El reflejo H es parte de la expresión electrofisiológica del estiramiento (reflejo miotático); es un reflejo monosináptico que resulta del estímulo submáximo de las fibras aferentes del nervio periférico, la respuesta motora se registra en un músculo inervado por el nervio estimulado (Sabater, González, & Acuña, 2010).

Así, Nemec consiguió la base de las corrientes interferenciales, también nombradas de Nemec o nemectrodínicas (Morillo, 2000). Nemec argumentó el uso de las corrientes interferenciales en que la impedancia cutánea es baja, por lo que menos energía se pierde en la piel con menor sensación desagradable en la piel (Ward A. R., 2009). Lo realizó en base a los estudios de d'Arsonval, con las experiencias de Bernard, Strouzer y Koch, aplicó dos generadores con corriente alterna senoidal de frecuencia media (4 KHz), situados los dos circuitos de forma perpendicular y cruzada, variando manualmente la frecuencia entre 4 y 4,1 KHz, por efecto batido obtuvo una frecuencia modulada entre 0 y 100 Hz (Morillo, 2000). También denominadas corrientes de media frecuencia con voltaje modulado, se desarrollaron en la década de

1950, con gran popularidad en la década de 1970 (Barrios, 2017). El uso de corrientes interferenciales (campos de interferencia) y sus corrientes agrupadas fueron reconocidas como un método de producción de corrientes subcutáneas de baja frecuencia desde su desarrollo (Treffene, 1983).

Utilizando corrientes interferenciales, los rusos idearon inducir el sueño por estimulación transcraneal transcutánea, se empeñaron en estimular el cerebro con frecuencias de 4000 Hz de portadora y 200 Hz de interferencia con el objetivo de obtener profundidad de penetración (Macdonald, 1993).

En el periodo de 1950, la electromiografía (EMG) se desarrolló con tal importancia que fue un pilar en el impulso de la especialidad médica en los Estados Unidos (Morillo, 2000). A inicios de esta década, existe un periodo de «vacío» científico que se extiende hasta la década de los 1970, parte de la rehabilitación sigue siendo empírica y de camaradería, aunque sabemos que actualmente un gran grupo de profesionistas continúan trabajando con empirismo (Wirotius, 1999).

En 1951, Pourcell y Pound realizaron el fenómeno de emisión espontánea de forma experimental (Morillo, 2000). Levine Knott y Kabat observaron la estimulación eléctrica de los estímulos agónicos y espásticos (Benito M. E., 2013). En el mismo año, Joseph H. Holmes y Douglas H. Howry produjeron imágenes en dos dimensiones del cuello y el abdomen usando el ultrasonido compuesto, donde un transductor móvil emitía señales desde varias posiciones hacia un área fija, el sistema es la base del ecógrafo actual (Cámara, 2014).

En 1951, en la Ciudad de Washington, DC, Charles H. Townes mostró en una conferencia científica la idea de construir un amplificador de microondas, esto utilizando moléculas de amoniaco, nombrándolo máser (*MASER*); años después, en 1954, con sus alumnos construyó su primer máser (Ibarra, Pottiez, & Gómez, 2018). Así, Townes, Gordon y Zeigev designaron el primer oscilador de la gama milimétrica denominado máser

(*Microwave Amplification by Stimulated Emission of Radiation*; Morillo, 2000). Sin olvidar la mención de Basov y Prokhorov, quienes construyeron dos meses después que Townes el primer máser soviético; esclareciendo que trabajaron de manera independiente, Townes, Basov y Prokhorov compartieron en 1964 el premio Nobel (Ibarra, Pottiez, & Gómez, 2018).

Hodgkin y Huxley sentaron bases iónicas para la excitación nerviosa en 1952, realizando observaciones donde los profundos cambios de voltaje y permeabilidad son la llave para el potencial de acción con relación a los iones de sodio y potasio en la membrana (Chiu, Ritchie, Rogart, & Stagg, 1979). Aunque desde 1939 publicaron por primera vez el registro de un potencial de acción del axón de un calamar gigante usando un electrodo intracelular (Faraci, 2013).

En 1953, Milinowski y Ginsberg logran fabricar y comercializar el primer aparato Diapulse por onda corta pulsada (Watson, 2009). Los doctores Edler y Hertz desarrollan la técnica del ultrasonido dentro del método diagnóstico en cardiología en 1953 en Lund, Suecia, con el objetivo de obtener diagnósticos exactos antes de las cirugías; la primera grabación ecocardiográfica de corazón humano fue en octubre de 1953 (Dávila, Barros, Reynolds, Lewis, & Mogollón, 2017). Para la misma década, fue la primera aplicación clínica de ultrasonido terapéutico en fisioterapia (Miller, Smith, Czarnota, Hynynen, & Makin, 2012). También se aloja el uso de diatermia de onda corta pulsada, en ocasiones denominada «energía electromagnética pulsada» o «tratamiento por energía electromagnética pulsada», transformándose en la popularidad entre los terapeutas envuelta en una carencia de evidencia científica (Kitchen & Partridge, 1992).

Desde los trabajos de los Curie, la ciencia acústica se desarrolló en la industria y con importancia en la rama de la medicina, como el ultrasonido para diagnóstico desde los 50 (Fyfe, 1985). La primera publicación sobre la sonoforesis (fonoforesis) fue en 1954 por Fellinger y Schmidt, quienes reportaron exitosos resultados en el tratamiento de poliartritis en las manos usando hidrocortisona en ungüento (Pahade, Jadhav, & Kadam, 2010). Para 1965, Pearson sentó que los nervios pueden ser localizados con estimulación eléctrica con uso de aguja aislada (López-Herranz, 2008).

En 1956, Ian Donald trabajaba en la Universidad de Glasgow en Escocia, donde realizó las primeras mediciones de la cabeza fetal y su relación con la edad y peso; fue el primero en reportar evidencia sonográfica gestacional y usó el ultrasonido para estudiar los quistes ováricos y más patologías (Baker, 2005). Gordon Gould trabajó al mismo tiempo sobre las ideas de Townes sobre el máser, creando en 1957 un dispositivo láser con vapor de potasio; en sus notas acuñó el término *LASER* en el mismo año, estas notas fueron documentadas ante notario público (Ibarra, Pottiez, & Gómez, 2018). A finales de 1950, se inició la evaluación de analgesia por estimulación cerebral profunda, es una implantación estereostática de un estimulador y electrodo guiado por ventriculografía, tomografía computarizada o por imagen de resonancia magnética (White, Li, & Chiu, 2001).

En 1959, Patrick Wall, con gran reputación como joven científico en publicaciones sobre fisiología de la medula espinal, y Ronald Melzack, como asistente de profesor de psicología, se conocieron en el Instituto de Tecnología de Massachusetts donde en ocasiones platicaron sobre un interés en la problemática del dolor (Melzack R., 1999). En el inicio de la década de los 60, se inician los estudios de terapias conductistas con *biofeedback*, partiendo de la electrónica como instrumentación que revele al paciente de manera continua los acontecimientos fisiológicos en forma de señales (Wirotius, 1999).

Dean Miller y su estudio sobre modificación de funciones viscerales en ratas recuperadas en 1967, fue quien impulsó el lanzamiento definitivo a la investigación de estas técnicas, sugirió que si las personas no podían influir sobre determinadas funciones fisiológicas era debido a que, al ignorar cómo se comportaban las mismas, no podían influir sobre ellas (Ardizone, Sánchez, & Celemín, 2009).

Liberson protocolizó en función de la EMS en *Functional electrical stimulation* (FES; Benito M. E., 2013). También adoptó el término de «electroterapia funcional» en 1961, para mejorar la marcha en pacientes hemipléjicos; en 1962, Moe y Post acuñaron el término «electroestimulación funcional» para producir contracciones musculares funcionales (Singer, 1987). Liberson y su equipo introdujeron por primera vez los estímulos eléctricos modulados para estimular y evocar contracciones del músculo tibial anterior en 1961, aplicando carga eléctrica a través de electrodos de superficie en el tibial anterior durante la marcha (González, Soriano, Pérez, & Peña, 2019). Durante la segunda mitad del siglo, la terapia por medio de la medicina tradicional china ha ido introduciéndose en los países occidentales, siendo aceptada entre los usuarios, encontrando una medicina diferente, no agresiva y muy preventiva (Reyes G. A., 2008).

En 1960, el científico estadounidense Theodore Maiman anunció al mundo la operación del primer aparato láser: era un láser pulsado de rubí de luz roja; la aparición del dispositivo revolucionó toda la tecnología, la investigación científica, las comunicaciones, la medicina y otros campos (Morones, 2010). Físico de la Hughes Aircraft Co., Maiman (1927-2007) creó el primer sistema de emisión láser en el mundo, al iluminar con intensidad un rubí tallado especialmente, por lo que emitió un haz paralelo de luz roja intensa y monocromática casi en su perfección (Hernández, Orellana, & González, 2008).

Aunque el pionero en la aplicación clínica de láser atérmico fue el profesor Endrè Mester y su equipo a finales de 1960 y principios de 1970, con radiaciones de baja intensidad de irradiación láser en el tejido para modular los procesos biológicos, principalmente la fotobioestimulación (Kitchen & Partridge, 1992). Es conocido como el padre de la fototerapia (Kim & Calderhead, 2011).

Experimentó con ratones con cáncer de piel para analizar la efectividad del láser de baja potencia en la patología, observó mayor crecimiento de cabello en los roedores en comparación con el grupo control, mostrando así la respuesta orgánica reactivando ciertas respuestas orgánicas (Murillo, 2018). Aplicó luz láser de rubí desenfocada, así Mester descubrió accidentalmente que el láser de baja potencia aceleraba el crecimiento de cabello en las ratas cuando no era su objetivo, ya que se temía que el láser produjera carcinogénesis en cirugía y medicina, Mester comprobó lo contrario en su publicación en 1968 (Kim & Calderhead, 2011).

De este modo, la laserterapia se incorporó al campo de la terapéutica por agentes físicos (Morillo, 2000), (Watson, 2009). El termino láser se refiere al acrónimo en inglés *Light Amplification by Stimulated Emisión of Radiation*, o lo que es lo mismo, «amplificación de luz por emisión estimulada de radiación» (Martínez de Mendívil, 2015). El láser proviene de su predecesor, el máser óptico, acrónimo de las siglas en inglés *Microwave Amplification by Stimulated Emission of Radiation*, la cual significa «amplificación de microondas por emisión estimulada de radiación» en español (Hernández, Orellana, & González, 2008).

En 1960, Pathak y Fellman, en Estados Unidos, y Buck, en Reino Unido, determinaron el espectro de acción del 8-metoxipsoraleno (8-MOP) en el rango de radiación ultravioleta A (UVA), y Kerscher fue el primero en describir el uso de UVA-1 en esclerodermia localizada, con reportes de su uso en enfermedades esclerosantes en la piel (Luna-Hernández & García-Rodríguez, 2011). La electroestimulación de suelo pélvico se puede encontrar en la década de los 60, se empiezan a publicar numerosos estudios que hacen referencia a las primeras aplicaciones en pacientes con incontinencia urinaria, pero pocos estudios se han analizado con profundidad (Walker, 2013).

Continuando con los inicios de la década, en 1960, 80 años después del establecimiento del Sistema Métrico Decimal, el sistema se cambia a Sistema Internacional de Unidades (SI) por decisión de la Conferencia General de Pesas y Medidas (CGPM; López & Lazos, 2011). El físico iraní Javan y sus colaboradores implementaron un gas como medio de amplificación, así fabricando el láser de helio-neón con una onda continua a 1153 nm en 1961 (Ibarra, Pottiez, & Gómez, 2018). El mismo año se conformó en México la Asociación Médica Latinoamericana de Rehabilitación (AMLAR) con la participación de más de 10 países, cuyo objetivo era el desarrollo de conocimientos y medios de prevención y tratamientos para la rehabilitación (Pava-Ripoll & Granada-Echeverry, 2016).

El dolor es considerado como un fenómeno complejo, el cual involucra procesos fisiológicos y psicológicos, demandando un enfoque multidisciplinario. Diferentes teorías del dolor se han propuesto para esclarecer el mecanismo asociado con la precepción del dolor (Argüello & Silva, 2013). La naturaleza del dolor ha estado sujeta a una gran controversia desde inicios del siglo XIX (Melzack & Wall, 1965). «Inesperadamente las cosas empezaron a caer en su lugar», en otoño de 1962 Ronald Melzack encuentra un libro sobre el dolor publicado por William Noordenbos en 1959, un pequeño libro que dio una luz al camino de la teoría de Gate Control de Melzack y Wall (Melzack R., 1999).

Antes de 1965 había dos teorías opuestas del dolor: la teoría de especificad y la teoría de patrones, ambas teorías provienen de los conceptos propuestos por von Frey y Goldscheider en 1894 (Melzack & Wall, 1965). Ron Melzack y Pat Wall (falleció en 2001) publican su teoría de Gate Control en 1965, que trata sobre la transmisión del dolor, conllevando al nacimiento de la electroterapia moderna, Shealy's y Long realizan las primeras aplicaciones clínicas en la columna dorsal, utilizando electrodos percutáneos, cambiando a los de contacto más adelante (Dickenson, 2002), (Morillo, 2000).

Gate Control fue la primera teoría moderna para explicar el principio neurofisiológico de la electroterapia en el tratamiento del dolor (Sabatowski, Schäfer, Kasper, Brunsch, & Radbruch, 2004). Con la teoría del «control de la compuerta» como partida, se desarrollan las corrientes TES (Transcutaneous Electrical Stimulation; Benito M. E., 2013). También llamada TENS como acrónimo en inglés de Transcutaneous Electrical Nerve Stimulation, cuyo empleo tradicional es para tratar el dolor (Fernández-Tenorio, Serrano-Muñoz, Avedaño-Coy, & Gómez-Soriano, 2016).

Estas corrientes son las que presentan mayor evidencia científica en la actualidad para el tratamiento del dolor (Avedaño, 2015). Wall y Sweet reportaron efectos de electroanalgesia en 1967 y Wall de manera independiente en 1987, mientras Wall cortaba el pasto con un cortacésped grande, notó que sus manos se entumecieron como punzada, asumió un cambio de umbral por acción de las fibras Aß por consecuencia al estímulo del cortacésped (Macdonald, 1993).

La TENS se basa en la observación de Wall y Sweet en 1967, donde una estimulación eléctrica con 100 Hz en la superficie cutánea resulta como gran alivio al dolor (Heidland, y otros, 2012). Aplicaron a ocho pacientes que padecían dolor neuropático, refirieron disminución al dolor con la electroestimulación, el efecto analgésico estuvo presente por más de una hora, siendo de los primeros trabajos que lograron comprobar el efecto de la teoría de la compuerta, así mismo, las primeras aplicaciones de la neuromodulación (Rocha, Juárez, & Ferretiz, 2019). Insertaron agujas en el nervio supratroclear, dando razón a la famosa teoría del «control de la compuerta» (Macdonald, 1993).

Una de las modalidades de TENS, de ráfagas o trenes de impulsos o *burst* la desarrollaron Sjölund y Eriksson en 1979, al realizar trabajos donde varios autores constatan que *burst* se incorporó a la TENS por su mayor tolerancia (Albornoz, Maya, & Toledo, 2016). Continuando con 1967, Shealy *et al.* reportaron por primera vez el uso de un dispositivo implantable para estimulación eléctrica en la médula espinal a nivel dorsal, este fundamentado en modular la percepción de estímulos nociceptivos aferentes (White, Li, & Chiu, 2001).

Años después, condujo al desarrollo de los electrodos de implantación con receptor de radiofrecuencia (Heidland, y otros, 2012). Siendo esta, la denominada estimulación medular como método invasivo indicada para el control del dolor crónico severo (Heidland, y otros, 2012). La electroestimulación medular está basada en la teoría de control de la compuerta de Melzack y Wall, los electrodos están usualmente insertados percutáneamente por una aguja epidural bajo guía fluoroscópica y posicionado para obtener parestesia óptima en las áreas nociceptivas (White, Li, & Chiu, 2001).

En 1965, Vodovnik desarrolló un estimulador eléctrico con ráfaga trapezoidal ajustable, solucionando el problema de contracción rápida por aumento súbito y relajación muscular por la bajada repentina de la intensidad en el músculo tibial (González, Soriano, Pérez, & Peña, 2019). Desde 1968, iniciaron los experimentos aplicando en tejidos vivos con parámetros clínicos fisioterapéuticos de ultrasonido, obteniendo resultados de valor para clarificar el mecanismo de la acción terapéutica del ultrasonido (Fyfe, 1985).

A partir de 1970 surgen los primeros equipos de láser comercial para la medicina e investigación científica, así mismo los láseres gaseosos (Hernández, Orellana, & González, 2008). Al igual que varios fabricantes presentaron los primeros equipos de ultrasonido para exploración con modo B estático en tiempo real para visualizar estructuras anatómicas revolucionando la práctica (Corona, 2012). Conjuntamente, el uso del ultrasonido terapéutico se estableció para la fisioterapia (Miller, Smith, Czarnota, Hynynen, & Makin, 2012). John Bonica realizó un arduo trabajo por convencer a sus colegas en medicina que el dolor era un síndrome y debía ser atendido de manera especial; con la publicación de Melzack y Wall, Bonica fortaleció sus ánimos hacia el enfoque médico, así, a principios de la década, formó la Asociación Internacional para el Estudio del Dolor (Melzack R., 2000).

En las décadas siguientes se experimentó con el uso de ultrasonido como tratamiento para destruir tejido cerebral en pacientes con Parkinson y de nervio vestibular en la enfermedad de *Ménière* (Izadifar, Babyn, & Chapman, 2017). Continuando en la década de los 70 se introduce un reciente tipo de fototerapia: fotoquimioterapia con psoraleno, denominado PUVA por sus siglas en inglés (Diffey, 2006). En 1974, Parrish introdujo un exitoso tratamiento para la psoriasis con la combinación del compuesto 8-MOP y radiación ultravioleta tipo «A» artificial (320-400 nm) también denominada PUVA, que significa *Psoralen Photochemotherapy* (AI-ISMAIL, 2006).

El tratamiento obtuvo respuesta favorable en otros procesos patológicos como: vitíligo, eczema, liquen plano, injerto contra huésped, linfoma cutáneo de células T o micosis fungoide, erupción poliforma lumínica, prurito actínico y artritis actínica crónica (Diffey, 2006). Considerando que «el conocimiento de los mecanismos inmunológicos y la experiencia clínica del dermatólogo son requeridos para determinar las indicaciones de la fototerapia, seleccionar la dosis apropiada para cada paciente y patología, reconocer y evaluar los efectos deseados e indeseados de cada modalidad fototerapéutica» (Luna-Hernández & García-Rodríguez, 2011).

El entrenamiento de la fuerza muscular es usado en la rehabilitación y el deporte, la electroestimulación y especialmente las corrientes rusas fueron consideradas un tipo diferente de entrenamiento de la fuerza en combinación con las contracciones voluntarias (Avila & JS, 2008). Hasta mediados de los 70, no se inician estudios adecuados sobre la estimulación eléctrica para reforzamiento del músculo inervado y analgesia (Morillo, 2000). Usualmente la electroestimulación neuromuscular (EMS) fue utilizada por terapeutas físicos en rehabilitación como herramienta para restaurar funciones de músculos inervados con atrofia y lesiones por denervación o patología, una vez que los pacientes realizaban movimiento muscular voluntario se retiraba la aplicación de la electroestimulación (Lloyd, De Domenico, Strauss, & Singer, 1986).

En 1970, la EMS se inicia como método de entrenamiento debido al desarrollo del deporte de alto rendimiento con el objetivo de rebasar sus marcas establecidas (Benito M. E., 2013). Fue usada desde los estudios de Kots y Chwilon, logrando un aumento de la fuerza en los atletas (Filipovic, Kleinöder, Dörmann, & Joachim, 2012). En el mismo año, Kots trata atletas de élite con resultados favorables en las Olimpiadas de Montreal en 1967, con una mejora de la fuerza hasta en un 40 % (Díaz, 2017).

El médico ruso encontró una onda que en particular producía la contracción profunda del músculo con baja sensación dolorosa, investigando con la premisa de que el hombre era incapaz de lograr una activación voluntaria máxima de un músculo (Martinich, 2006). O contracción isométrica voluntaria máxima, MVIC por sus siglas en ingles (Lloyd, De Domenico, Strauss, & Singer, 1986). Yakov Kots, considerado el primero en innovar el método de entrenamiento de la fuerza en deportistas, sus estudios se publican para 1971 en revistas soviéticas de bajo impacto internacional (Herrero, Abadía, Morante, & García, 2006).

En 1977, en Montreal, en una conferencia del Instituto Central de Cultura Física de Moscú organizada por la Universidad de Concordia, establece las bases de la electroestimulación por corrientes rusas con mejora de la fuerza, aumento de la resistencia y cambios en la velocidad de la contracción muscular (Ward A. R., 2009), (Walmsley, Letts, & Vooys, 1984). Su método se basa en aplicar corriente alterna de 2,5 KHz a ráfagas moduladas de 50 Hz y 50 % de ciclo, la ráfaga de 10 segundos con ciclo de trabajo 1:5 (50 s de reposo) por 10 minutos en el músculo cuádriceps como complemento a su entrenamiento habitual (Benito M. E., 2013), (Walmsley, Letts, & Vooys, 1984).

El trabajo de Kots llamó tanto la atención en la comunidad científica de los Estados Unidos que Swearingen sugirió que Kots adulteró los datos de su investigación, ya que no lograron replicar la técnica; esta onda en la actualidad se le conoce como onda rusa, corriente rusa o corriente de Kots (Martinich, 2006). Después, Kots participó en un estudio canadiense sobre los efectos de la estimulación eléctrica rusa ya que no se contaban copias o referencias de sus trabajos anteriores, esta investigación fue publicada en inglés (Ward & Shkuratova, 2002).

A pesar de que la técnica de estimulación eléctrica rusa recibió publicidad considerable, inadecuada descripción y documentación, la hace difícil como técnica o reproducción hasta que dicha información esté disponible (Kramer & Mendryk, 1982). Sin embargo, Curwin *et al.* tratando de duplicar las corrientes en su clínica de medicina del deporte en Nueva Escocia, Halifax, hallaron que su uso previene cambios en el deterioro biomecánico del músculo por inmovilización prolongada (Walmsley, Letts, & Vooys, 1984). Selkowitz revisó en los 80 la evidencia experimental en inglés sobre el aumento de la fuerza muscular por estimulación eléctrica rusa concluyendo que hay evidencia convincente, poca de que la ganancia de la fuerza sea mayor que la producida por ejercicio voluntario, y la baja frecuencia monofásica pulsada (Ward & Shkuratova, 2002).

Se desarrolla la imagen por resonancia magnética (IMR) en 1970 por el físico Raymond Damadian, de nacionalidad estadounidense, el químico estadounidense Paul Lauterbur y el físico Peter Mansfield, de nacionalidad británica, donde se observan los tejidos blandos de forma no quirúrgica con propósito de diagnóstico; en este, un electroimán superconductor que rodea un campo magnético entre 30 000 y 60 000 veces mayor que el de la tierra logra que los protones en cada átomo de hidrógeno que conforma el agua giren de una manera particular, al quitar el campo magnético estos protones giran como normalmente lo hacían, así registrando las señales electrónicamente en el proceso de cambio, el software transforma la información de los cambios detectados mostrando una imagen de los tejidos; Paul Lauterbur y Peter Mansfield comparten el premio Nobel de Fisiología en 2003 (Clegg, 2015).

Así mismo en la década de 1970 comenzaron las observaciones sobre la irradiación láser de bajo nivel energético, con efecto atérmico, este podía estimular ciertos procesos biológicos, constituyendo la laserterapia de baja potencia o LLLT (*Low Level Laser Therapy*; Morillo, 2000). A mediados de la década, la «teoría de la compuerta de control» o *gate control theory* estaba presente en la mayoría de los libros de biología y medicina (Melzack R., 1999).

Igualmente, se observan datos experimentales por primera vez en la capacidad de ondas de choque extracorpóreas para la desintegración de cálculos renales (O'Relly, Carmona, Martínez, & Sánchez, 2016). Mediante una nueva técnica proveniente de las ondas ultrasónicas (Mirallas, 2005). La 14.ª Conferencia General de Pesas y Medidas define en 1971, el mol, la unidad para cantidad de sustancia, es definida en términos del kilogramo y el carbono-12 para la medición en el área de la química (López & Lazos, 2011).

El médico noruego Wilhelm Schjelderup usó el término laserpuntura por primera ocasión en 1973; siendo también acupunturista se refirió al uso láser terapéutico sobre puntos gatillo (Orellana, Hernández, Larrea, Fernández, & González, 2010). Entre 1977 y 1978, el láser es introducido en España (Albornoz, Maya, & Toledo, 2016). El uso de los ultrasonidos en la articulación de hombro llegó en 1977 cuando Victor Mayer presentó sus resultados en el Instituto Americano de Ultrasonidos, al evaluar tejidos blandos en la articulación escapulohumeral de macacos *Rhesus* (Cámara, 2014). Iniciando 1979, se funda la unidad clínica de láser en el Hospital Universitario Virgen Macarena de Sevilla, dirigida por el profesor Zaragoza Rubira, siendo esta, la primera unidad clínica (Albornoz, Maya, & Toledo, 2016).

En 1979, la Organización Mundial de la Salud reconoce oficialmente a la acupuntura como medio terapéutico válido para la curación de 43 enfermedades distintas; en China se practicaba exclusivamente la medicina tradicional china en muchos hospitales y, en otros, la occidental (Embid & Pintal, 1993). El mismo año en la ciudad de Lyon, Paul Nogier mostró un método de laserpuntura en el que refiere el efecto de 1,14 Hz en diferentes áreas de tratamiento, produciendo el reflejo auriculocardíaco o reacción autonómica vascular (Orellana, Hernández, Larrea, Fernández, & González, 2010).

Ocho años después de implementar el mol, la 16.ª Conferencia General de Pesas y Medidas definió la unidad de intensidad luminosa en 1979, la candela, para satisfacer las mediciones en las áreas de fotometría y radiometría, siendo radiación monocromática de 540 x 10^{12} Hz (López & Lazos, 2011).

En la década de 1980, se logra producir imagen en movimiento aplicando una pequeña sonda a la superficie cutánea permitiendo rapidez y practicidad en la exploración (Watson, 2009). También es introducida en el Reino Unido la terapia por onda-H como analgesia en el tratamiento dental (McDowell, McCormack, Walsh, Baxter, & Allen, 1999).

A principios de la década, se inicia la litotricia por ondas de choque extracorpórea para tratar piedras urinarias con buena aceptación por su efectividad, fácil de aplicar y sin efectos secundarios (AL-Hakary, Haji, Noory, & Issaq, 2016). Esta tecnología revolucionó el abordaje en el tratamiento de la nefrolitiasis, y rápidamente fue adoptado como la primer línea no invasiva y método efectivo para tratar cálculos renales, al igual que estudios en animales se encontró una respuesta osteogénica mejorando la consolidación ósea (Reilly, Bluman, & Tenforde, 2018). Dispositivos similares de ondas de choque para la litotricia fueron aprobados y fabricados para indicaciones ortopédicas como indicación en la fascitis plantar y epicondilalgia para el mismo período (Miller, Smith, Czarnota, Hynynen, & Makin, 2012).

La FES (electroestimulación funcional) era usada en esta década para reducir la espasticidad, facilitar el retorno del movimiento voluntario y en ortesis para los músculos con desorden neuromotor (Singer, 1987). Un reporte de 1982 demostró una relación directa entre la absorción del ultrasonido y la cantidad de proteína, entonces, a medida que aumenta la concentración de proteína, la absorción del ultrasonido aumenta (Johns, 2002). Se incorpora la velocidad de la luz en el vacío como constante fundamental en las definiciones de las unidades base del Sistema Internacional en 1983 (López & Lazos, 2011). En 1984, Rowbottom y Sussking realizaron un trabajo ilustrado e informativo de la *Historia de la Electricidad en Medicina* (Steinberg, 2011).

En 1987, Dyson sugirió que el efecto térmico del ultrasonido terapéutico debe llegar a los 40-45 °C por lo menos cinco minutos en el tejido para obtener un efecto de naturaleza terapéutica (Johns, 2002). En 1988, en el *Lancet*, se publicó un estudio sobre la electroestimulación de los músculos sometidos a una inmovilización por razones ortopédicas (Wirotius, 1999).

El mismo año fue importante para la tecnología led (*Light Emitting Diode*), el profesor Harry Whelan y su equipo en el laboratorio de medicina espacial de la NASA desarrollaron la nueva generación de ledes, después demostraron su eficacia clínica como led de infrarrojo cercano en la cicatrización de heridas (Calderhead & Vasily, 2016). Siendo Ohshiro y Calderhead quienes llamaron *Low Level Laser Therapy*, o bien, LLLT al uso de láser de baja potencia en aplicaciones clínicas, refiriéndose a la actividad a nivel celular y molecular de la fotobiomodulación o fotoactivación (Kim & Calderhead, 2011). En la década de los 90 aparece la palabra «electroterapeuta» en artículos científicos (Macdonald, 1993).

Países como Alemania, de la mano del Departamento de Ortopedia de la Universidad de Maguncia, establecen los criterios e indicaciones de las ondas de choque para el tratamiento de la patología del aparato locomotor (Alguacil, Gómez, & Miangolarra, 2002). Se comienza la aplicación de ondas de choque en la patología músculo-tendinosa, retardo de consolidación y pseudoartrosis, incluso en el campo de la veterinaria, en las tendinopatías de caballos de carreras, en la patología vascular de las extremidades de forma experimental (Alguacil, Gómez, & Miangolarra, 2002). En 1992, Lake deduce que la corriente bifásica presenta mayor efectividad para un mayor porcentaje de fuerza isométrica, logrando mayores resultados con la bifásica simétrica, constituyendo el inicio de las bases para la protocolización (Benito, Sánchez, & Martínez-López, 2010).

Los físicos germanos Otto Stern y Walther Gerlach descubrieron el espín cuántico en 1992, donde parece que los electrones de los átomos tenían una propiedad intrínseca, sumado su movimiento orbital, muy similar a que el electrón gira sobre su propio eje y orbita en torno al núcleo atómico al mismo tiempo, siendo clave para describir una partícula en el estado cuántico de un electrón en un átomo (Clegg, 2015).

En 1993, Loew y Jurgowski publican los primeros resultados en el tratamiento para la tendinitis calcificante del hombro (O'Relly, Carmona, Martínez, & Sánchez, 2016). En 1996, aparece el primer Compex Sport 1, electroestimulador dirigido al deportista de competición, ocio o quien quiera estar en buena condición física (Díaz, 2017). Rompe publica los primeros estudios de ondas de choque en la epicondilitis crónica de codo, a partir que aquí fue introduciéndose en países como Suiza y Austria (Ortega M. A., 2006).

Con programas adaptados en 1997, Roques propone una síntesis de los conocimientos en la actualidad sobre la electroterapia (Wirotius, 1999). A finales de la década de 1990, Electromedicarin S. A. registra en la oficina española de patentes y marcas las denominadas corrientes «Mega A», son corrientes alternas sinusoidales de 5 KHz sin modulación o sin interrupción (Avedaño, 2015). Estas corrientes con cierto efecto analgésico no cuentan con evidencia científica suficiente (Avedaño, 2015). El desarrollo de sondas de alta frecuencia renovó la ecografía osteomuscular en los investigadores en fisioterapia con menor costo (Watson, 2009).

A finales del siglo se inicia el uso de terapia por onda-H para tratar dolor musculoesquelético en Reino Unido, con poca investigación existente en su aplicación (McDowell, McCormack, Walsh, Baxter, & Allen, 1999). Es una forma de estimulación eléctrica que produce efecto localizado y directo en la conducción de nervios periféricos, esta modalidad fue originalmente recomendada como alternativa de TENS para analgesia dental (White, Li, & Chiu, 2001).

Siendo una forma relativamente nueva de electroestimulación abordada para el alivio del dolor, a fin de proporcionar alguna evidencia para justificar la onda-H, los primeros dos estudios usando un modelo experimental de dolor isquémico fallaron al demostrar analgesia alguna en 1995 (McDowell, Lowe, Walsh, Baxter, & Allen, 1996). Actualmente se está promoviendo su uso para tratar lesiones musculoesqueléticas agudas, dolor posoperatorio y como analgesia local no invasiva; consta de pulsos fijos bifásicos de caída exponencial de 16 ms y rango de frecuencia entre 2-60 Hz (White, Li, & Chiu, 2001).

Hacia 1995, Schwartz define el *biofeedback* como un conjunto de procedimientos terapéuticos que utilizan instrumentos electrónicos o electromecánicos para medir y devolver a los pacientes y terapeutas la información con propiedades educativas y de refuerzo (Ardizone, Sánchez, & Celemín, 2009).

Durante varias décadas, diferentes estudios acerca de la sonoforesis o fonoforesis como administración transdérmica de medicamentos se ha transformado con enfoque en la mejoría de los parámetros, mecanismos de penetración y sus categorías incluyendo componentes hidrofílicos y de alto peso molecular, siendo la cavitación el mecanismo predominante (Neeraj & Sajal, 2017).

En 1998, Danziger *et al.* publica un estudio sobre «corriente piezoeléctrica», generada por una deformación mecánica por un dispositivo motorizado con pieza de cerámica, produciendo contracciones y relajaciones mecánicas (Danziger, Rozenberg, Bourgeois, Charpentier, & Willer, 1998). Esta produce ráfagas de 10 pulsos bifásicos de 2-3 ms, cada ráfaga con duración de 50-250 ms, con corriente de 25 µA aproximadamente con sensación punzante tolerable, produciendo analgesia asociado a la liberación de endorfinas endógenas (White, Li, & Chiu, 2001). Sus propiedades físicas han resultados en varias aplicaciones industriales, pero hasta el momento no han sido consideradas en el campo médico, sin embargo, estas corrientes poseen características interesantes y útiles en la terapia del dolor (Danziger, Rozenberg, Bourgeois, Charpentier, & Willer, 1998).

Actualidad

Varios años atrás, la electroterapia se transformó en una práctica habitual en la fisioterapia (Canning & Grenier, 2014). Siendo una herramienta de uso para los licenciados en terapia física o afín como tratamiento en la rama de la medicina en rehabilitación, es un área rica en aparatología, así como su metodología para tratar dentro del campo clínico u otros campos (Robles-Belmont, 2019).

A inicios del nuevo milenio, la Asociación del Reino Unido de Parálisis de Bell claudicó al uso de electroestimulación en la fase temprana de la parálisis facial, esto sin importar la evidencia científica o clínica existente, ya que podría aumentar efectos adversos y retrasar la regeneración del nervio facial (Alakram & Puckree, 2011). En el 2000, se aceptó como tratamiento el uso de ondas de choque para la fascitis plantar en Estados Unidos, así mismo, se realizan numerosos estudios clínicos en diferentes países incluyendo Australia y Taiwán (Ortega M. A., 2006). La medicina basada en evidencia se ha desarrollado ampliamente integrando la clínica experimental, aunando a la individualidad del paciente con la evidencia científica en lo mayor posible a la par de la experiencia clínica (Mirallas, 2005).

El mismo año, la técnica de electrolisis percutánea intratisular (EPI) fue creada por José Manuel Sánchez Ibáñez, quien nació en Barcelona en 1963; la EPI se basa en la aplicación de corriente continua a través de una aguja de acupuntura, la cual actúa como cátodo, produciendo una reacción electroquímica en la región degenerada del tendón; para una mayor eficacia y que se aplique exclusivamente en la región afectada, debe ser guiada por imagen ecográfica (Ballesteros, 2017). Rodríguez

Martín comienza a diseñar prototipos de la caja de pruebas llamada RoMa por las iniciales de sus apellidos, fabricando varios prototipos; realiza su primera publicación, en la cual mostró el método de uso, así como las posibilidades; entre ellas, se notó que la efectividad de los electrodos de esponja es mayor al empaparlas con agua salina (Calderon, Robles, & Rodríguez, 2022).

En 2002, en Estados Unidos se aprobó la electroestimulación para el tratamiento de cicatrización de heridas, constituyendo una indicación de buena aceptación y evidencia (Balakatounis & Angoules, 2008). El tratamiento por oscilación profunda ha sido usado exitosamente en Estados Unidos, China, Rusia y otros países europeos también están descubriendo su uso (Soroczyn, 2008).

En 2005, se introduce la estimulación muscular externa de tono alto o HTEMS (*High Tone External Muscle Stimulation*) para tratar el dolor, difiriendo los aparatos electromédicos en la amplitud, frecuencia, duración y corrientes eléctricas (Heidland, y otros, 2012). Para el mismo año, ya existían en el mercado tres tipos de generadores de ondas de choque extracorpóreas: electrohidráulicos, electromagnéticos y piezoeléctricos, los niveles de energía usados en tratamientos son tres según la clasificación de Rompe (Mirallas, 2005).

A mediados de la primera década del año 2000, el profesor y fotobiólogo de la Universidad de Stanford Kendric C. Smith sugirió el uso de láser de diodo, encaminando a la sustitución del uso del led (Calderhead & Vasily, 2016). En 2009, Ward, Oliver y Bucella compararon dos corrientes de media frecuencia (*Aussie*) con dos formas de baja frecuencia monopolar, evaluando la incomodidad en la producción de fuerza producida en ambas (Ward, Oliver, & Buccella, 2006). Concluyendo que las corrientes *Aussie* o australianas de 1 kHz y ráfagas de corta duración son buena elección cuando se desea confort al estímulo eléctrico con altos niveles de fuerza, aunque también se recomiendan las corrientes

Aussie para analgesia (da Silva, Amaral, Lautenschleger, Doneda, & Flor, 2018).

El ultrasonido terapéutico se centra en los efectos no térmicos, sobre todo en relación con la reparación de los tejidos y la cicatrización de las heridas, cambiando significativamente su uso térmico que se empleaba por más de 50 años (Albornoz, Maya, & Toledo, 2016).

En la década del 2010 surgieron los biotrajes de electroestimulación de cuerpo completo de manera integral, enlazados a una consola para trabajar diferentes programas de entrenamiento con escasa evidencia científica que los sustente sufriendo una decadencia en España (Díaz, 2017). Desde el 2012 se han creado en España más de 500 centros de entrenamiento que aplican WB-EMS (por sus siglas en inglés, *Whole-Body Electromyostimulation*) a sus clientes (Plaza, 2017). Los centros que utilizan electroestimulación muscular integral o WB-EMS, aumentaron desde el 2013 sin ostentar amplia evidencia científica por ser un dispositivo nuevo y sin beneficios, por lo que no debe utilizarse como alternativa al ejercicio físico (De la Cámara & Pardos, 2016).

Sin omitir informes de casos de rabdomiólisis por ejercicios con EMS en conjunto con *Whole-body*, puede inducir daño muscular por alteraciones histológicas de las fibras musculares y tejido conectivo debido a un alto empirismo en la aplicación (Kästner, Braun, & Meyer, 2014). Con una usual elevación de la creatinina fosfoquinasa, con riesgo de complicaciones renales (Lee, 2014).

La rabdomiólisis secundaria al ejercicio es una complicación clínica relativamente infrecuente en personas sanas, producida por la lisis celular del tejido muscular esquelético y que se caracteriza por la triada de dolor muscular, debilidad y oscurecimiento de la orina, obedeciendo a un infradiagnóstico (Boteanu, Braña, & Espejo, 2014). Como se ha visto en la literatura científica, la rabdomiólisis asociada a ejercicio con electroestimulación muscular puede presentarse tanto en sujetos sanos, como deportistas de élite u en otros que padezcan miopatías metabólicas (Plaza, 2017).

Nuevas modalidades de electroterapia se introducen en el campo clínico con alarmante regularidad sin ofrecer evidencia suficiente y sin efectividad fisiológica y terapéutica (Watson, 2002). La FDA (*Food and Drug Administration*) y la NSCA-Spain se manifestaron sobre los dispositivos de electroestimulación y WB-EMS: la FDA se mantiene alerta sobre los productos mal etiquetados como uso no profesional, siendo falso que estimule la pérdida de volumen y de peso y eliminación de celulitis; la NSCA-Spain afirma que se trata de un medio poco eficaz para la mejora de la fuerza máxima, no está demostrado y se desconocen sus efectos colaterales sobre la salud (Plaza, 2017). En 2011, se desarrolla un sistema de electroestimulación funcional o FES agregando un brazalete en el muslo para brindar un mayor control sobre la flexión y extensión de la rodilla, lo que ofrece una marcha adecuada (González, Soriano, Pérez, & Peña, 2019).

En la actualidad, la medicina tradicional china cobra importancia como una práctica, lo que demuestra que los efectos adversos son poco frecuentes (Ardila, 2015). Las ventosas ganaron publicidad actualmente por el uso en celebridades del deporte, también es conocida la técnica como *Alabu* (Jadhav, 2018). En las olimpiadas de verano en 2016, atletas estadounidenses de natación, gimnasia y otros deportes compitieron con marcas circulares producidas por ventosas en sus espaldas y hombros, aumentando la curiosidad, saber, y cuestionamiento de su autenticidad (Lowe, 2017). Entre los atletas de élite se encontraba el ganador de 23 medallas de oro Michael Phelps y considerado el mejor nadador de los tiempos (Musumeci, 2016).

Gran parte de los terapeutas usan *cupping* o ventosas de vidrio grueso o plástico, ocasionalmente de bambú, metal o cerámica, dando preferencia al uso de cristal ya que no se rompe tan fácil, despostilla o deteriora, logrando observar los efectos en la piel (Kamaruzaman, 2012). «En enero de 2016 el Ministerio de Israel recomienda que los dispositivos de EMS no se utilicen en gimnasios y sin supervisión médica» (Díaz, 2017). Aunque el uso de la electroestimulación neuromuscular se extiende en el campo de la rehabilitación, acondicionamiento físico, en el deporte y la estética, su decadencia en la investigación, justificación de los protocolos, tratamientos y comprensión de las bases física, química y fisiológica continúa con mayores caídas que avances (Martinich, 2006), (Robles-Belmont, 2019).

Actualmente la electroterapia ofrece una amplia gama de posibilidades terapéuticas, aunque clínicamente, se ha privilegiado la utilización de tan solo unas pocas corrientes, y muchas modalidades han quedado relegadas a una mínima o nula utilización (De la Barra, Opazo, Romero, & Mora, 2018). A pesar de que el estudio de ondas de choque extracorpórea lleva más de tres décadas, no existen protocolos estandarizados para el tratamiento de condiciones musculoesqueléticas, diversas variables difieren entre los estudios de investigación, como parámetros, sesiones y dispositivos (Reilly, Bluman, & Tenforde, 2018). A pesar de esto, en electroterapia se sigue ofreciendo una amplia gama de corrientes terapéuticas en los equipos electromédicos, muchas de ellas poco exploradas, lo que limita el aprovechamiento de nuestros recursos en electroterapia (De la Barra, Opazo, Romero, & Mora, 2018).

El el año 2022, Rodríguez-Martin y Robles-Belmont publicaron una fórmula para obtener la dosis en unidad de volumen; Rodríguez años antes ya tenía en mente considerar la profundidad del ultrasonido, por su parte Robles, trabajaba por su cuenta con el mismo objetivo, por lo que finalmente decidieron unificar la publicación (Robles & Rodríguez, 2022).

Conclusión

En la actualidad, la historia de la electroterapia profundizada es un capítulo excluido dentro de la literatura, así entrando al olvido, notando solo pequeñas reseñas que no rebasan lo habitual. La imprevisión de «el porqué del origen» del uso de los agentes físicos, eléctricos y electromagnéticos es tan importante como el conocimiento científico actual, ya que se instruye a romper con las plataformas que forjan el pilar del conocimiento como tal, dando una credibilidad considerada por muchas especialidades como obsoleta y sin valor científico, aunque la técnica electroterapéutica se divide en la práctica basada en evidencia y la práctica del empirismo sin valor guiando a la falta de una unificación en los parámetros para una correcta aplicación de la electroterapia debido a que presenta una gran falta de investigación científica, no solo como una rama de la rehabilitación, sino todas y con las conclusiones de los diferentes ángulos que cada especialidad denota.

Cada profesionista de la rama tiene su objetivo y debe respetarse, sumando a que deben estar sustentados por un equipo multidisciplinario. El método no es obsoleto en sus premisas, es pobre en la aplicación y análisis por parte de los profesionales en la salud. Tomar conciencia de perfeccionar y actualizar nuestras bases lógicas en la electroterapia es el indicio para reconstruir los principios de nuestra profesión. Una forma de medida al abuso es que los agentes físicos empleados en electroterapia carecen de unificación en la aplicación del tratamiento.

Otra problemática dirigida a la conceptualización de la electroterapia parte de las distintas nomenclaturas o en la mención de los autores; partiendo de la primera, una muy común que sufre falta de unión es la electroestimulación muscular conocida como un nombre genérico a diversos tipos diferentes de corriente eléctrica, siendo encontrada en gran variedad de artículos como electroestimulación neuromuscular, electromioestimulación, estimulación electromotora, entre otras.

Refiriéndome a la mención de los autores, viene como ejemplo el medico ruso Jacov Kots, apareciendo en distintas publicaciones cambios en su apellido como Kotz o Kotts, quizá justificando errores de traducción. En recuerdo a los autores olvidados, siendo un motivo de gran importancia para realizar este libro. Parte de científicos o profesionistas que realizaron publicaciones o libros forjando un gran camino de ideas para grandes teorías o investigadores.

No olvidemos a William Noordenbos, quien en su libro sobre el dolor muestra una corta y simple explicación sobre las fibras nerviosas, siendo este primer modelo puente a la famosa teoría del dolor de Melzack y Wall. Munk, otro científico donde sus publicaciones sobre la iontoforesis no lograron gran impacto, pero tiempo después Leduc las repite, en contraparte sus publicaciones lograron mayor fama, siendo Leduc recordado en los libros. La electroterapia goza de una gama de energías como tratamiento, salvo que no todas son efectivas para padecimientos específicos, así como en ocasiones únicamente cooperan en el control de los signos y síntomas en una patología crónica, ya sea degenerativa o no.

Como iniciativa para dar mayor seriedad a la electroterapia se proponen las fechas del 9 al 17 de septiembre, donde profesionistas como médicos en rehabilitación, fisioterapeutas, terapeutas ocupacionales y otras ramas participan con el objetivo de forjar una nueva visión; tomando el 9 de septiembre por el natalicio de Luigi Galvani, quien sentó las bases de la fisiología, los fenómenos de la conducción nerviosa, la contracción muscular y el 17 de septiembre por el natalicio de Duchenne de Boulogne, considerado el padre de la electroterapia, esperando un gran avance científico y de conciencia sobre la aplicación electroterapéutica.

Actualmente la fisioterapia se está expandiendo con sus especializaciones por áreas, la cual da un gran auge a la profundización específica de los profesionistas y un mejor entendimiento. Para finalizar, las cuatro fases de Turrell de la electroterapia dentro de la historia concluyen hasta finales del siglo XIX o inicios del XX, sin contemplar los avances tecnológicos que ocurrieron durante más de un siglo, proponiendo así la modificación es estas fases:

FASE		CARACTERÍSTICAS
Primera	Aplicación de electricidad estática o atmosférica (Franklinización)	Corrientes de alto voltaje y bajo amperaje (mA) procedentes de máquina que induce descargas y chispas por fricción que data de la invención de la esfera electrostática de sulfuro por Guernicke en 1672
Segunda	Aplicación de corriente galvánica	Alrededor de 1800 se inicia la corriente galvánica precedida por Galvani (1780), la invención de la pila voltaica
Tercera	Introducción de la corriente farádica	Faraday descubre el flujo de corriente pulsada, su principal promotor fue Duchenne.
Cuarta	Descubrimiento de corrientes de alta frecuencia	d´Arsonval observó que altas frecuencias disminuyen la excitabilidad motora en 1888
Quinta	Invención de equipos con corrientes eléctricas de media, baja frecuencia y energía mecánica	Con las corrientes diadinámicas, interferenciales y ultrasonido terapéutico, se inició el tratamiento electroterapéutico con diferentes modalidades a mediados del siglo XX
Sexta	Nacimiento de la electroterapia moderna	Con la publicación de la teoría de Gate Control en 1965, dando sustentabilidad a la electroterapia por corrientes eléctricas
Séptima	Digitalización de los equipos de electroterapia	Con el inicio de la era digital, alrededor de la década de 1980, surgen los equipos con tarjeta madre, removiendo los equipos análogos. Así, como el inicio de la fisioterapia basada en evidencia

Tabla 5. Fases modificadas de la electroterapia en la historia de acuerdo con Turrell

Referencias bibliográficas

Acosta, F. J., Holguín, A. E., & Salamanca, S. A. (2006). *Aceptación o rechazo: perspectiva histórica sobre la discapacidad, la rehabilitación y la psicología de la rehabilitación.* Psicología y Salud, 187-197.

Alakram, P., & Puckree, T. (2011). *Effects of Electrical Stimulation in Early Bells Palsy on Facial Disability Index Scores.* SA Journal of Physiotherapy, 35-40.

Albornoz, C. M., & Meroño, G. J. (2012). *Procedimientos generales de fisioterapia.* Barcelona, España: Elsevier. Recuperado el 21 de noviembre de 2018.

Albornoz, C. M., Maya, M. J., & Toledo, M. J. (2016). *Electroterapia práctica: avances de investigación clínica.* Barcelona, España: Elsevier.

Alcantara de Oliveira, S. M., Caiaffa, F. H., Ferreira, V. M., Guimaraes do Prado, A. A., & Lazarini, P. R. (2010). *Varicella zoster virus in Bell's palsy.* Brazilian Journal of Otorhinolaryngology, 370-373.

Alguacil, D. M., Gómez, C. M., & Miangolarra, P. J. (2002). *Ondas de Choque: Aplicación Terapéutica en la Patología Deportiva de Partes Blandas.* Archivos de Medicina del Deporte, 393-399.

Al-Hakary, S. K., Haji, S. M., Noory, E. A., & Issaq, S. Z. (2016). *Extracorporeal Shock Wave Lithotripsy Treatment for Renal and Ureteral Stones in Duhok City.* Journal of Modern Physics, 175-184. https://doi.org/10.4236/jmp.2016.71019

Al-Ismail, D. (2006, octubre). *Clinical Studies to Broaden the Application and Improve the Safety of Psoralen and Ultraviolet A (PUVA) Phototherapies (pp. 1-186).* Reino Unido.

Álvarez, L., Medina, J., & Morales, L. (2017). *Aplicaciones de la piezoelectricidad en Ingeniería Civil.* Revista de Ingeniería Civil, 1(2), 15-26.

Anco, J. C. (2018). *Desarrollo de un equipo de mioestimulación eléctrica para pacientes con diabetes mellitus tipo II con insuficiencia cardíaca.* Perú.

Ardila, J. C. (2015). *La Medicina Tradicional China en la prevención de la enfermedad.* Revista Ciencias de la Salud, 275-281. https://doi.org/10.12804/revsalud13.02.2015.15

Ardizone, G., Sánchez, S., & Celemín, V. G. (2009). *Biofeedback electromiográfico: Una alternativa terapéutica útil para la relajación muscular en pacientes con disfunción craneomandibular.* Revista Internacional de Prótesis Estomatológica, 85-88.

Argüello, P. E., & Silva, B. R. (2013). *The implementation of the Neuroid in the Gate Control System leads to new ideas about pain processing.* Brazilian Journal of Biomedical Engineering, 254-261. https://doi.org/10.4322/rbeb.2013.025

Avedaño, C. J. (2015, marzo). *Corrientes de media frecuencia no moduladas y sensibilidad al dolor* (pp. 1-220). Madrid, España.

Avila, M., & JS, B. (2008). *Electrical stimulation and isokinetic training: effects on strength and neuromuscular properties of healthy young adults.* Revista Brasileña de Fisioterapia, 435-440.

Aznar, C. E., Royo, G. J., & Abad, M. P. (2002). *La batalla de las corrientes.* Técnica Industrial, 25-28.

Baker, J. P. (2005). *The history of sonographers.* Journal of Ultrasound in Medicine, 1-14.

Balakatounis, K., & Angoules, A. (2008). *Low-intensity electrical stimulation in wound healing: Review of the efficacy of externally applied currents resembling the current of injury.* Journal of Plastic Surgery, 283-291.

Baldry, P. (2005). *The integration of acupuncture within medicine in the UK - the British Medical Acupuncture Society's 25th anniversary.* Acupuncture in Medicine, 2-12.

Ballesteros, F. J. (2017). *Efectividad de la electrólisis percutánea intratisular (EPI) en las tendinopatías.* Madrid, España.

Barazarte, R. Y. (2013). *La batalla de las corrientes: Edison, Tesla y el nacimiento del sistema de potencia.* PRISMA Tecnológico, 51-53.

Barbero, G. J. (2015). *Einstein, la luz, el espacio-tiempo y los cuantos.* Arbor, 1-24. https://doi.org/10.3989/arbor.2015.775n5005

Barrios, Q. C. (2017). *Electroanalgesia en la cervicalgia mecánica inespecífica en atención primaria.* 1-273.

Barrón, V. A., Barois, B. V., Torres, V. A., Murillo, B. S., & Stoopen, M. E. (2003). *Christian Andreas Doppler. Anales de Radiología.* México, 101-105.

Bascuñán, B. A. (1999). *Bases históricas sobre materia, masa y leyes ponderales.* Journal of the Mexican Chemical Society, 171-182.

Basford, J. R. (2001). *A historical perspective of the popular use of electric and magnetic therapy.* Archives of Physical Medicine and Rehabilitation, 1261-1269.

Beléndez, A. (2008). *La unificación de la luz, electricidad y magnetismo: «La síntesis electromagnética» de Maxwell.* Revista Brasileira de Ensino de Física, 1-20.

Benito, M. E. (2013, julio 4). *Combinación simultánea de electroestimulación neuromuscular y pliometría: Un complemento al entrenamiento de velocidad y salto.* Jaén.

Benito, M. E., Sánchez, A. L., & Martínez-López, E. J. (2010, octubre). *Efecto del entrenamiento combinado de pliometría y electroestimulación en salto vertical.* Revista Internacional de Ciencias del Deporte, 322-334. https://doi.org/10.5332/ricyde2010.02106

Binda, M. d. (2009a). *Marie Curie, una mujer pionera en su tiempo. Primera parte.* Revista Argentina de Radiología, 265-270.

Binda, M. d. (2009b). *Marie Curie, una mujer pionera en su tiempo. Segunda parte.* Revista Argentina de Radiología, 409-416.

Bok, J., & Kounelis, C. (2007). Paul Langevin (1872-1946). *Europhysics News,* 38(1), 19-21. https://doi.org/10.1051/epn:2007001

Bonsma, M. (2014). *Weir and wonderful manifestations of electromagnetism.* Phys13news, 3-5.

Boteanu, A., Braña, C. A., & Espejo, A. (2014). *Rabdomiolisis secundaria al uso de electroestimulación muscular.* Acta Reumatológica, 45-48. https://doi.org/10.3823/1318

Boveri, M. M. (2014). *El nacimiento del átomo: una breve historia de sus comienzos.* Anales de Química, 162-168.

Brunel, N., & van Rossum, M. C. (2007). *Lapicque's 1907 paper: From frogs to integrate-and-fire.* Biological Cybernetics. https://doi.org/10.107/s00422-007-0190-0.

Calderhead, G., & Vasily, D. (2016). *LED-low level light therapy in aesthetic practice.* PRIME, 6(2), 38-49.

Calderon, P. S., Robles, B. J., & Rodríguez, M. J. (2022). *Método para medir la impedancia de los electrodos de goma conductora en electroterapia con el osciloscopio.* Revista Mexicana de Fisioterapia, 6(1), 26-41. Obtenido de https://img1.wsimg.com/blobby/go/c5c8ceb0-2e19-4fe7-933f-00fce1e-40b9e/VOL.%206%20COMPLETO.pdf

Cámara, S. J. (2014). *Estudio ecográfico del músculo supraespinoso en caninos* (Tesis doctoral, Universidad Complutense de Madrid). Editorial Universitaria.

Camargo, B. F., dos Santos, M. M., & Liebano, R. E. (2012). *Hipoanalgésico effect of Bernard's diadynamic currents on healthy individuals.* Dor Sao Paulo, 13(4), 327-331.

Cameron, M. H. (2018). *Agentes físicos en rehabilitación.* Barcelona, España: Elsevier.

Canals, L. M. (2008). *Historia de la resonancia magnética de Fourier a Lauterbur y Mansfield: En ciencias, nadie sabe para quién trabaja.* Revista Chilena de Radiología, 14(1), 39-45.

Canning, A., & Grenier, S. (2014, junio 20). *Does neuromuscular electrical stimulation improve muscular strength gains of the vastus medialis muscle.* International Journal of Physical Medicine & Rehabilitation, 2(2), 1-5. https://doi.org/10.4172/2329-9096.1000207

Cassini, A., & Levinas, L. (2007). *La hipótesis de cuanto de luz y la relatividad especial ¿Por qué Einstein no las relacionó en 1905?* Scientiae Studia, 5(3), 425-452.

Castellanos-Ortegon, I. Y., & Vija-Suarez, J. (2011). *Botella de Leyden como introducción a los capacitores.* Científica, 15(2), 121-126.

Castro, H., Camargo, M., Taub, F., Rubio-Marcos, F., & Ramajo, L. (2013). *Cerámicos piezoeléctricos de plomo basados en los sistemas Bi0.5(-Na0.8K0.2)0.5TiO3 y K0.5Na0.5NbO3.* Revista de Materiales Cerámicos, 65(1), 50-58.

Cerda, L. J., & Garcia, B. C. (2006). *Christian Doppler: el hombre y su efecto.* Anales Chilenos de Historia de la Medicina, 30(2), 91-94.

Chacón, C., Cortés, J., Giral, D., & Romero, R. (2012). *Piezoelectricidad en un buzzer.* Redalyc, 9(3), 111-119.

Chiu, S. Y., Ritchie, J. M., Rogart, R. B., & Stagg, D. (1979). *A quantitative description of membrane currents in rabbit myelinated nerve.* Journal of Physiology, 292(1), 149-166.

Clegg, B. (2015). *50 temas fascinantes de la física cuántica que invitan a reflexionar.* Barcelona, España: Blume.

Clément, R. (2018, junio 18). *Stéfane Leduc and the vital exception in the life sciences.* Recuperado de https://arxiv.org/abs/1516.03660v4

Cobos, R. R. (2013). *Acupuntura, electroacupuntura, moxibustión y técnicas relacionadas en el tratamiento del dolor.* Revista de la Sociedad Española del Dolor, 20(4), 263-277.

Collazos, C. A., Otero, H. R., & Isaza, J. J. (2016). *Diseño y construcción de una máquina de Wimshurst para la enseñanza de la electrostática.* Formación Universitaria, 9(5), 107-116. https://doi.org/10.4067/S0718-50062016000500011

Corona, F. M. (2012, septiembre). *Optimización de recursos de equipos de ultrasonido para diagnóstico médico por imagen* (Tesis doctoral, Universidad Nacional Autónoma de México). Editorial Universitaria.

da Silva, B. C., Amaral, C. C., Lautenschleger, B. C., Doneda, M. M., & Flor, B. R. (2018). *Aussie current in students with chronic neck pain.* The Brazilian Journal of Pain, 4(3), 202-206.

Danziger, N., Rozenberg, S., Bourgeois, P., Charpentier, G., & Willer, J. C. (1998). *Depressive effects of segmental and heterotopic application of transcutaneous electrical nerve stimulation and piezo-electric current on lower limb nociceptive flexion reflex in human subjects.* Archives of Physical Medicine and Rehabilitation, 79(2), 191-200.

Dávila, F., Barros, L. A., Reynolds, J., Lewis, A. J., & Mogollón, R. I. (2017). *El ultrasonido: desde el murciélago hasta la cardiología no invasiva.* Revista Colombiana de Cardiología, 24(3), 191-195. https://doi.org/10.1016/j.rccar.2016.05.010

De Domenico, G. (1982). *Pain relief with interferential therapy.* The Australian Journal of Physiotherapy, 28(4), 14-18.

De la Barra, O. H., Opazo, J., Romero, P. I., & Mora, S. J. (2018). *Efectos del cátodo y del ánodo de la corriente directa en los cambios de fuerza de presión palmar: valoración a través de dinamometría.* Fisioterapia e Pesquisa, 25(1), 115-123. https://doi.org/10.1590/1809-2950/17460125012018

De la Cámara, S. M., & Pardos, S. A. (2016). *Revisión de los beneficios físicos de la electroestimulación integral.* Apuntes. Educación Física y Deportes, 123, 28-33. https://doi.org/10.5672/apunts.2014-0983.es(2016/1)123.03

Díaz, G. A. (2017, noviembre 22). *Propuesta metodológica para el tratamiento de la capacidad de resistencia con electroestimulación de cuerpo completo en sujetos físicamente activos* (Tesis de maestría, Universidad de León). Recuperado el 13 de septiembre de 2018, de http://hdl.handle.net/10612/6968

Díaz-Hellín, M. d. (2003). *Michael Faraday: El encuadernador que revolucionó la ciencia.* Anales de la Real Sociedad Española de Química, 99(2), 36-43.

Dickenson, A. (2002, junio). *Gate control theory of pain stands the test of time.* British Journal of Anaesthesia, 88(6), 755-757.

Diffey, B. (2006). *The contribution of medical physics to the development of psoralen photochemotherapy (PUVA) in the UK: A personal reminiscence.* Physics in Medicine and Biology, 51(13), R229-R244. https://doi.org/10.1088/0031-9155/51/13/R14

Driban, N. E., & Parra, V. (2007). *Apostillas dermatológicas 34.* Revista Argentina de Dermatología, 88(2), 136-138.

Ducheyne, S. (2016). *Petrus van Musschenbroek (1692-1761) on the scope of physics and its place within philosophia. Asclepio.* Revista de Historia de la Medicina y de la Ciencia, 68(1), 1-15.

Durán, A. R. (2016). *Vida y materia: Bergson y la termodinámica clásica.* Veritas, 34(1), 1-11. https://doi.org/10.4067/S0718-92732016000100004

Ehl, G. R., & Ihde, A. J. (1954). *Leyes electroquímicas de Faraday y la determinación de pesos equivalentes.* Journal of Chemical Education, 31(1), 1-8.

Embid, A., & Pintal, N. (1993). *Sobre la ciencia y la medicina china.* Natura Medicatrix, 5(1), 5-7.

Erkoreka, A., & Cid, F. (2002). *Electroterapia. Bilbao: Museo Vasco de Historia de la Medicina y de la Ciencia.* ISBN 84-930782-1-2.

Espinar, O. J. (2011). *La medicina en la antigüedad.* Pasaje a la Ciencia, 12(2), 4-15.

Espinoza, V. G., Jimenez, E. O., & Martínez, S. B. (2017, mayo). *Energía eléctrica generada por magnetismo para el uso en un gimnasio.* Ciudad de México.

Faraci, F. (2013, mayo). *The 60th anniversary of the Hodgkin-Huxley model.* Leiden, Países Bajos.

Fernández-Tenorio, E., Serrano-Muñoz, D., Avedaño-Coy, J., & Gómez-Soriano, J. (2016). *Estimulación eléctrica nerviosa transcutánea como tratamiento de la espasticidad: una revisión sistemática.* Neurología, 31(4), 1-10. https://doi.org/10.1016/j.nrl.2016.06.009

Filardo, B. J. (2011). *Curiosidades de la física. Parte XVII.* Contactos, 42(5), 53-60.

Filipovic, A., Kleinöder, H., Dörmann, U., & Joachim, M. (2012). *Electromyostimulation: A systematic review of the effects of different electromyostimulation methods on selected strength parameters in trained and elite athletes.* The Journal Strength and Conditioning Research, 26(9), 2600-2614.

Fortunato, C. B., Mendoca, D. S., & Eloin, L. R. (2012). *Hypoanalgesic effect of Bernard's diadynamic currents on healthy individuals.* Revista Dor, 13(4), 327-331.

Fuentes, B. A. (2013). *Modelo lineal de un transductor ultrasónico de potencia utilizando circuitos equivalentes* (Tesis de maestría, Universidad de Santiago de Chile). Santiago, Chile.

Furió-Gómez, C., Solbes, J., & Furió-Mas, C. (2007). *La historia del primer principio de la termodinámica y sus implicaciones didácticas.* Revista Eureka sobre Enseñanza y Divulgación de las Ciencias, 4(3), 461-475.

Fyfe, M. C. (1985). *Therapeutic ultrasound: Some historical background and development in knowledge of its effect on healing.* The Australian Journal of Physiotherapy, 31(4), 220-224.

Galán-Díaz, J. J. (2013). *Una aproximación pedagógica a la energía desde una perspectiva histórica.* Anales de Química, 109(2), 285-290.

Gámez, S. A. (2010, septiembre). *Efecto de la electromiografía de superficie con miofeedback sobre la actividad de los músculos extensores y dorsiflexores en adultos de edad avanzada* (Tesis de maestría, Universidad de Murcia). Murcia, España.

Ganne, J. M. (1976, septiembre). *Interferential therapy.* The Australian Journal of Physiotherapy, 22(3), 101-110.

García, P. J., Gómez, P. B., Teliz, M. M., & Durán, G. A. (2011). *Parálisis de Bell: Algoritmo actual y revisión de la literatura.* Revista Mexicana de Cirugía Bucal y Maxilofacial, 6(2), 68-75.

Garritz, A. (2008). *Aniversario del nacimiento de Max Planck.* Educación Química, 19(4), 338-340.

Garritz, R. A. (2001). *Premio Nobel hace cien años. Jacobus Hendricus van't Hoff.* Para Quitarle el Polvo, 23(3), 215-218.

Gas, P. (2011). *Essential facts on the history of hyperthermia and their connections with electromedicine.* Przeglad Elektrotechniczny, 8(4), 37-40.

Gellon, G. (2010). *Esa cosa llamada calor.* Ciencia Hoy, 19(4), 40-43.

Gersh, M. R. (1992). *Electrotherapy in rehabilitation.* Contemporary Perspectives in Rehabilitation.

Goberna, T. J. (2004). *La enfermedad a lo largo de la historia.* Index de Enfermería, 13(45), 2-8.

González, O. M., Soriano, H. M., Pérez, F. E., & Peña, B. J. (2019). *Uso de estimulación eléctrica funcional bilateral con reeducación de la marcha con órtesis robótica dentro de un programa de control motor en un paciente pediátrico con parálisis cerebral.* La Paz, Baja California Sur, México.

González, S. M. (2013). *Utilidad de la ecografía en pacientes del servicio de perinatología del Centro Médico ISSEMYN Ecatepec en la etapa grávido puerperal, en el periodo comprendido de enero a diciembre de 2011.* Toluca, Estado de México, México.

Górriz, H. F. (2003). *Efectos del biofeedback electromiográfico en el tratamiento de la fibromialgia.* Navarra.

Gram, H. C., & Moller, P. F. (1930). *The results of carbon arc light treatment of intestinal tuberculosis.* Acta Radiológica, 11(2), 133-165. https://doi.org/10.3109/00016923009136619

Grzybowski, A., Sak, J., & Pawlikowski, J. (2016). *A brief report on the history of phototherapy.* Clinics in Dermatology, 34(4), 532-537.

Guodemar, P. J., García, F. P., & Rodríguez, G. E. (2004). *Iontoforesis, dosis y tratamientos.* Biociencias, 2(1), 1-14.

Gutiérrez, E. H., Lavado, B. I., & Méndez, P. S. (2010). *Revisión sistemática sobre el efecto analgésico de la crioterapia en el manejo del dolor de origen músculo esquelético.* Revista de la Sociedad Española del Dolor, 17(3), 242-252. https://doi.org/10.1016/j.resed.2010.05.003

Guzmán-González, J. M. (2016). *Presente y futuro de la rehabilitación en México.* Cirugía y Cirujanos, 84(2), 93-95.

Hainaut, K., & Duchateau, J. (1992). *Neuromuscular electrical stimulation and voluntary exercise.* Sports Medicine, 14(2), 100-113.

Hamdan, S. G. (2005). *Christian Johann Doppler.* Revista de Medicina Interna y Medicina Crítica, 34(1), 40.

Heidland, A., Gholamreza, F., Sebekova, K., Hennemann, H., Nahner, U., & Di Lorio, B. (2012). *Neuromuscular electrostimulation techniques: Historical aspects and current possibilities in treatment of pain and muscle wasting.* Clinical Nephrology, 77(Supplement 1), S12-S23. https://doi.org/10.5414/CNX77S106

Helmstädte, A. (2001). *The history of electrically assisted transdermal drug delivery.* ResearchGate.

Hernández, A. E., & Gómez, P. M. (2014). *Niels Ryberg Finsen*. Extremadura Médica, 34(2), 25-28.

Hernández, D. A., Orellana, M. A., & González, M. B. (2008). *La terapia láser de baja potencia en la medicina cubana*. Revista Cubana de Medicina General Integral, 24(2), 1-8.

Herrero, A. J., Abadía, G. d., Morante, R. J., & García, L. J. (2006). *Parámetros del entrenamiento con electroestimulación y efectos crónicos sobre la función muscular (I)*. Archivos de Medicina del Deporte, 23(116), 455-462.

Hönigsmann, H. (2013). *History of phototherapy in dermatology*. Photochemical & Photobiological Sciences, 12(1), 16-21. https://doi.org/10.1039/c2pp25120e

Huth, E. (2007). *Benjamin Franklin's place in the history of medicine*. Royal College of Physicians of Edinburgh, 37(4), 373-378.

Ibarra, V. H., Pottiez, O., & Gómez, V. A. (2018). *El camino hacia la luz láser*. Revista Mexicana de Física, 64(1), 100-107.

Izadifar, Z., Babyn, P., & Chapman, D. (2017). *Applications and safety of therapeutic ultrasound: Current trends and future potential*. Sciforschen, 3(2), 1-9. https://doi.org/10.16966/2469-6714.117

Jadhav, D. K. (2018). *Cupping therapy: An ancient alternative medicine. Journal of Physical Fitness*, Medicine and Treatment in Sports, 3(2), 1-4. https://doi.org/10.19080/JPFMTS.2018.03.555601

Jiménez, G. J. (2014). *El frío y la ausencia de calor. Ciencia y Sociedad*, 39(1), 101-120.

Johns, L. D. (2002). *Nonthermal effects of therapeutic ultrasound: The frequency resonance hypothesis*. Journal Athletic Training, 37(3), 293-299.

Kamaruzaman, H. (2012). *Cupping therapy*. División de Desarrollo Médico del Ministerio de Salud de Malasia, 1-14. Obtenido de http://moh.gov.my

Kambouris, M. E., Zagoriti, Z., Lagoumintzis, G., & Poulas, K. (2014). *From therapeutic electrotherapy to electroceuticals*. Annual Research & Review in Biology, 4(1), 3054-3070.

Kästner, A., Braun, M., & Meyer, T. (2014). *Two cases of rhabdomyolysis after training with electromyostimulation by 2 young male professional soccer players*. Clinical Journal of Sport Medicine, 24(1), 1-3.

Katsi, V., Felekos, I., & Kallikazaros, I. (2013). *Christian Andreas Doppler: A legendary man inspired by the dazzling light of the stars*. Hippokratia, 17(1), 113-114.

Katz, M. (2017). *Sadi Carnot y las máquinas térmicas.* Asociación Química Argentina (Libro edición electrónica). Argentina.

Kemoun, G., Watelain, P., & Carette, P. (2006). *Hidrokinésithérapie.* Elsevier Masson SAS, 1-29.

Khan, A., Yasir, M., Asif, M., Iti, C., Singh, A. P., Sharma, R., & Rai, S. (2011). *Iontophoretic drug delivery: History and applications.* Journal of Applied Pharmaceutical Science, 1(1), 11-24.

Kim, W.-S., & Calderhead, G. (2011). *Is light-emitting diode phototherapy (LED-LLLT) really effective?* Laser Therapy, 20(3), 205-215. https://doi. org/10.5978/islsm.20.205

Kitchen, S., & Partridge, C. (1992). *Review of shortwave diathermy continuous and pulsed patterns.* Physiotherapy, 78(4), 243-252. https://doi. org/10.1016/S0031-9406(10)6143-4

Kramer, J. F., & Mendryk, S. W. (1982). *Electrical stimulation as a strength improvement technique: A review.* The Journal of Orthopaedic and Sports Physical Therapy, 4(2), 91-98.

Lai, H. S., De Domenico, G., & Strauss, G. R. (1988). *The effect of different electro-motor stimulation training intensities on strength improvement.* The Australian Journal of Physiotherapy, 34(3), 151-164.

Lancheros, D., Castellanos, Á., Barrera, R., & Reynolds, J. (2013, junio). *Electroictiología y la aplicación de electricidad en medicina.* La Timonera, 19, 58-61. Recuperado el 8 de abril de 2022, de https://www.limcol.org/ TimoneraMagazinePdfLM/revistalatimonera19.pdf

Lara, F.-H. E. (s. f.). *Terapias alternativas: El cupping y los fisioterapeutas.* Recuperado el 27 de marzo de 2019, de Asociación Española de Derecho Sanitario: http://www.aeds.org/XXIIIcongreso/ponencias/TFM-LARA-FDEZ-HIJICOS.pdf

Ledermann, D. W. (2003). *La tuberculosis antes del descubrimiento de Koch.* Revista Chilena de Infectología, Edición aniversario, 46-47.

Lee, G. (2014). *Exercise-induced rhabdomyolysis.* Rhode Island Medical Journal, 97(6), 22-24.

Lemons, D. S., & Gythiel, A. (1997). *Paul Langevin's 1908 paper "On the theory of Brownian motion".* American Journal of Physics, 65(11), 1079-1081.

Levada, C. L., Maceti, H., Lautenschleguer, I. J., & Oliveira, L. M. (2013). *Consideraciones sobre el modelo del átomo de Bohr. Revista de la Sociedad Química de Perú*, 79(2), 178-184.

Lloyd, T., De Domenico, G., Strauss, G. R., & Singer, K. (1986). *A review of the use of electro-motor stimulation in human muscles.* The Australian Journal of Physiotherapy, 32(1), 1-13.

López, H. E., López, D. L., & Solís, H. (2016). *La electricidad y la electrónica como base para la electrofisiología y la biofísica de membranas.* Archivos de Neurociencias, 21(1), 22-35.

López, R. A. (2011). *Historia de la electroterapia en España durante el siglo XIX: La obra electroterapéutica de Eduardo Bertrán Rubio.* León, España. Recuperado el 12 de mayo de 2018, de http://hdl.handle.net/10612/1762

López, R. J., & Lazos, M. R. (2011). *Constantes fundamentales: La última frontera para el Sistema Internacional de Unidades.* Revista Mexicana de Física, 57(5), 460-469.

López-Herranz, G. P. (2008). *Estimulador de nervios periféricos: Método alternativo de neurolocalización de plexos nerviosos en anestesia regional.* Revista Médica del Hospital General de México, 51(2), 103-108.

López-López, J. A. (2006). *La estimulación eléctrica del sistema nervioso central con finalidad analgésica.* Revista de la Sociedad Española del Dolor, 13(5), 328-348.

Lowe, D. T. (2017). *Cupping therapy: An analysis of the effects of suction on skin and the possible influence on human health.* Complementary Therapies in Clinical Practice, 28, 1-7. https://doi.org/10.1016/j.ctcp.2017.09.008

Luna-Hernández, J., & García-Rodríguez, L. (2011). *Aspectos inmunológicos de la fototerapia.* Revista de la Sociedad Peruana de Dermatología, 17(3), 109-115.

Macdonald, A. J. (1993). *A brief review of the history of electrotherapy and its union with acupuncture.* Acupuncture in Medicine, 11(1), 66-75.

Marriotte, C. O., Calderon, C., & Ornelas Hernández, A. (1953). *Situación del problema de la poliomielitis en México.* Boletín de la Oficina Sanitaria Panamericana, 34(4), 396-409.

Martín, C. J. (2013). *Rehabilitación.* Agentes físicos terapéuticos. LA&GO Editores.

Martín, P. B., Pérez, R. E., Yumar, C. A., Hernández, C. M., Lamarque, M. V., & Castillo, B. E. (2017). *Efectividad de la rehabilitación de la parálisis de Bell. Revista Cubana de Medicina Física y Rehabilitación*, 9(2), 1-14.

Martínez de Mendívil, V. J. (2015). *Láseres integrados en dobles tungstatos y niobato de litio basados en guías de onda ridge* (Tesis doctoral, Universidad Complutense de Madrid). Madrid, España.

Martínez, E. B., Sánchez, A. L., & Martinez-Lopez, E. J. (2010, octubre). *Efecto del entrenamiento combinado de pliometría y electroestimulación en salto vertical.* Revista Internacional de Ciencias del Deporte, 6(21), 322-334. https://doi.org/10.5332/ricyde2010.02106

Martínez, R. J., Vitola, O. J., & Sandoval, C. S. (2007). *Fundamentos teóricos-prácticos del ultrasonido.* Tecnura, 11(3), 4-18.

Martínez-Olguín, M., & Zamora-Campos, L. (2017). *Revisión de la práctica basada en la evidencia para la desactivación de los puntos gatillo miofaciales causantes de cefaleas tensionales a través del tratamiento mediante terapia combinada.* Revista de Fisioterapia, 9(2), 28-34.

Martínez-Pons, J. A. (2012). *La corona de Gerión y el Eureka de Arquímedes.* Anales de Química, 108(2), 119-125.

Martínez-Reina, M., & Amado, G. E. (2016). *Filatelia y didáctica de la química: Un ejemplo de los gases ideales.* Revista Cubana de Química, 28(3), 1-28.

Martinich, E. M. (2006, diciembre). *Electroestimulación neuromuscular con corriente rusa.* Rosario, Santa Fe, Argentina: Universidad Abierta Interamericana.

Mazzarello, P. (2000). *La historia de la teoría celular, un concepto unificador.* Elementos, 3(3), 3-7.

McDowell, B. C., Lowe, A. S., Walsh, D. M., Baxter, G. D., & Allen, J. M. (1996). *The effect of H-wave therapy upon conduction in the human superficial radial nerve in vivo.* Experimental Physiology, 81(5), 821-832.

McDowell, B., McCormack, K., Walsh, D., Baxter, D., & Allen, J. (1999). *Comparative analgesic effects of H-wave therapy and transcutaneous electrical nerve stimulation on pain threshold in humans.* Archives of Physical Medicine and Rehabilitation, 80(9), 1001-1004.

Medina, C. (2014). *Biografías.* PRISMA Tecnológico, 15(3), 53-54.

Medina, V. J. (2001, diciembre 18). *Dimensiones y curiosidades de los átomos.* Conciencia Tecnológica, 18, 15-17.

Melzack, R. (1999). *From the gate to the neuromatrix.* Pain, Supplement 6, S121-S126.

Melzack, R. (2000). *Del umbral a la neuromatriz.* Revista de la Sociedad Española del Dolor, 7(3), 149-156.

Melzack, R., & Wall, P. D. (1965, noviembre 19). *Pain mechanisms: A new theory.* Science, 150(3699), 971-979.

Mendoza, S. J., & Hernández, S. H. (s. f.). *El nacimiento de una constante.* Ensayos, 5(1), 31-54.

Miller, D., Smith, N. B., Czarnota, G., Hynynen, K., & Makin, I. (2012). *Overview of therapeutic ultrasound applications and safety considerations.* Journal of Ultrasound in Medicine, 31(4), 1-16.

Mirallas, M. J. (2005). *Efectividad de las ondas de choque extracorpóreas basada en la evidencia.* Rehabilitación, 39(2), 52-58.

Mohamed, A. A., Arifi, A. A., & Omran, A. (2010). *The basics of echocardiography.* Journal of the Saudi Heart Association, 22(1), 1-6. https://doi.org/10.1016/j.jsha.2010.02.011

Moreno, N. L., & Rodríguez, C. J. (2016). *La influencia de Francis Galton en la consolidación de la Psicología como disciplina científica.* Medir y Evaluar, 3(1), 40-51.

Moreno, R. J., Gallego, B. R., & Pérez, M. R. (2010). *El modelo semicuántico de Bohr en los libros de texto.* Ciência & Educação, 16(3), 611-629.

Moreno, V. J. (2017). *La nueva nomenclatura electroquímica y su recepción en español.* Revista de Investigación Lingüística, 20(1), 97-118.

Morillo, M. M. (2000). *Manual de Medicina Física.* Madrid, España: Harcourt.

Morones, I. J. (2010). *Láser: 50 años.* Ingenierías, 9(2), 9-17.

Morral, A. F. (2001). *Electrodiagnóstico y electroestimulación de músculos denervados.* Elsevier, 23-35.

Morus, I. R. (1992). *Marketing the machine: The construction of electrotherapeutics as viable medicine in early Victorian England.* Medical History, 36(1), 34-52.

Muñoz, E. L. (2014). *Evolución de los modelos atómicos hasta arribar al modelo de Bohr: Un análisis de su poder de predicción.* Revista de Enseñanza de la Física, 27(1), 53-62.

Muñoz, P. A. (2013). *Marie Sklodowska-Curie y la radioactividad.* Educación Química, 24(3), 224-228.

Murillo, J. M. (2018). *Láser para fisioterapia: Aspectos generales para el diseño práctico.* Recuperado el 5 de abril de 2020.

Musumeci, G. (2016). *Could cupping therapy be used to improve sports performance?* Journal of Functional Morphology and Kinesiology, 1(4), 373-377. https://doi.org/10.3390/jfmk1040373

Nagendrappa, G. (2007). *Jacobus Henricus van 't Hoff.* Resonance, 12(1), 21-30.

Nand Sharma, K. (2012). *Exploration of the history of physiotherapy.* ResearchGate, 19-22.

Navarro, S. M., Recasens, C. A., & Lamas, Á. A. (2011). *Valor diagnóstico de la ecografía Doppler transcraneal en oftalmología.* MEDISAN, 15(4), 526-535.

Neeraj, B., & Sajal, T. (2017). *Iontophoresis: A newer approach in transdermal drug delivery.* World Journal of Pharmacy and Pharmaceutical Sciences, 6(4), 612-628. https://doi.org/10.20959/wjpps20174-8922

Nelson, P. (2005). *Física Biológica.* Barcelona, España: Editorial Reverté.

Orellana, M. A., Hernández, D. A., Larrea, C. P., Fernández, Y. S., & González, M. B. (2010). *Láser infrarrojo frente a acupuntura en el tratamiento del espolón calcáneo.* Revista de la Sociedad Española del Dolor, 17(3), 69-77.

O'Relly, H. E., Carmona, F. B., Martínez, R. K., & Sánchez, Z. M. (2016). *Ondas de choque en el tratamiento de tendinitis calcificada del supraespinoso en adulto mayor.* Revista Cubana de Medicina Física y Rehabilitación, 16(2), 241-248.

Ortega, D., & Seguel, S. (2004). *Historia del ultrasonido: El caso chileno.* Revista Chilena de Radiología, 10(1), 89-92.

Ortega, M. A. (2006). *Efectividad del tratamiento con ondas de choque extracorpóreas en la epicondilitis humeral.* Revista de Fisioterapia (Guadalupe), 18(1), 17-25.

Pahade, A., Jadhav, V. M., & Kadam, V. J. (2010). *Sonophoresis: An overview.* International Journal of Pharmaceutical Sciences Review and Research, 5(1), 24-32.

Parra, E. S. (2008). *Arquímedes: su vida, obras y aportes a la matemática moderna.* Revista Digital Matemática, Educación e Internet, 8(1), 1-40.

Pava-Ripoll, N. A., & Granada-Echeverry, P. (2016). *El surgimiento de las profesiones médicas rehabilitadoras y la infancia: historia entretejida de tensiones teóricas.* Ciência & Saúde Colectiva, 21(3), 833-842. https://doi.org/10.1590/1413-81232015213.20162014

Perales, B. T. (s. f.). *Acta - Autores Científico-Técnicos y Académicos.* Recuperado el 5 de mayo de 2019, de https://www.acta.es/medios/articulos/ciencias_y_tecnologia/051071.pdf

Pérez, D. L., & Varela, N. P. (2005). *Orígenes del electromagnetismo. Oersted y Ampère.* Revista Eureka sobre Enseñanza y Divulgación de las Ciencias, 2(2), 118-119.

Pinto, C. G., Martín, S. M., & Martín, S. M. (2011). *La conferencia Solvay de 1911: Un hito en el desarrollo de la Física Cuántica.* Anales de Química, 107(3), 266-273.

Pinto, J., Azebedo, R., Pereira, E., & Caldeira, A. (2017). *Ultrasonography in gastroenterology: The need for training.* Portuguese Journal of Gastroenterology, 24(3), 1-9. https://doi.org/10.1159/000487156

Plaza, M. E. (2017). *Rabdomiólisis causada por chaleco de electroestimulación en sesión de fitness.* Enfermería en Cardiología, 24(2), 93-99.

Poveda, R. G. (2003). *La electricidad antes de Faraday.* Parte 1. Revista Facultad de Ingeniería Universidad de Antioquia, 32(1), 130-147.

Prada, R. R. (1995). *Historia del diagnóstico por ultrasonido. Aplicaciones en el Hospital Juan de Dios.* Revista de la Facultad de Medicina Universidad Autónoma de Colombia, 43(4), 204-206.

Rawat, S., Vengurlekar, S., Rakesh, B., Jain, S., & Srikarti, G. (2008). *Transdermal delivery by iontophoresis.* Indian Journal of Pharmaceutical Sciences, 70(1), 5-10.

Reif-Acherman, S. (2001). Michael Faraday: *De encuadernador a hombre de ciencia.* Ingeniería y Competitividad, 3(1), 50-72.

Reilly, J. M., Bluman, E., & Tenforde, A. S. (2018). *Narrative review on the effect of shockwave treatment for management of upper and lower extremity musculoskeletal conditions.* PM&R: The Journal of Injury, Function, and Rehabilitation, 10(2), 1-19. https://doi.org/10.1016/j.pmrj.2018.05.007

Resetar, B. M., & Filip, Z. R. (2008). *Tesla Society Switzerland.* (A. Pandzic, Editor). Recuperado el 27 de mayo de 2019, de http://www.teslasociety.ch/info/doc/Tesla2008_spanisch.pdf

Reyes, G. A. (2008). *Evolución histórica de la Medicina Tradicional China.* Comunidad y Salud, 6(2), 42-49.

Reyes, P. A., & Álvarez, G. J. (2001). *Uso terapéutico del color como método tradicional.* Revista Cubana de Enfermería, 17(3), 163-167.

Rios, A. L. (2007). *Gases ideales: Procesos psicométricos.* Scientia Et Technica, 3(1), 481-486.

Robles, B. J., & Rodríguez, M. J. (2022). *Una nueva fórmula del ultrasonido terapéutico en fisioterapia: Dosificación por unidad de volumen.* Revista Cubana de Medicina Física y Rehabilitación, e713. Recuperado de https://revrehabilitacion.sld.cu/index.php/reh/article/view/713/711

Robles, B. J., Pérez-Rodríguez, J., & Rodríguez, M. J. (2023). *Vida útil de los electrodos adhesivos en electroterapia: Mediciones de impedancia capacitiva y resistiva.* Kinesiología, 1(42), 13-18. Recuperado de https://sites.google.com/view/revistakinesiologia/n%C3%BAmeros-previos/n%-C3%BAmero-1-2023-vol-42/vida-%C3%BAtil-de-los-electrodos-adhesivos-en-electroterapia-mediciones-de-impe

Robles-Belmont, J. (2019, enero 12). *La interrupción del desarrollo de la electroterapia en la fisioterapia en las últimas décadas.* Diario El Independiente Baja California Sur, pág. 12.

Rocha, A., Juárez, Á., & Ferretiz, G. (2019). *De la compuerta a la neuromatriz y neuromodulación.* Revista Chilena de Anestesia, 48(4), 288-297. https://doi.org/10.25237/revchilanestv48n04.03

Rodríguez-Meza, M. A., & Cervantes-Cota, J. L. (2007). *El efecto fotoeléctrico.* CIENCIA ergo sum, 14(3), 303-311.

Román, P. (2013). *Ernest Rutherford: Padre de la Física Nuclear y Alquimista.* conCiencias, 19(4), 4-19.

Roy, P. (2007). *La iontoforesis en la administración ocular de fármacos: Alcanzando la madurez.* Archivos de la Sociedad Española de Oftalmología, 82(9), 603-605.

Sabater, H. H., González, R. J., & Acuña, B. L. (2010). *Utilidad del reflejo H en la evaluación de la espasticidad.* Revista Cubana de Medicina Física y Rehabilitación, 2(1), 34-40.

Sabatowski, R., Schäfer, D., Kasper, S. M., Brunsch, H., & Radbruch, L. (2004). *Pain treatment: A historical overview.* Current Pharmaceutical Design, 10(7), 1-6.

Sánchez, R. J. (2011). *Marie Curie, la radioactividad y los Premios Nobel*. Historia de la Química, 1(4), 84-93.

Sánchez-Aguilera, L. A. (2017). *Excitabilidad intrínseca y su plasticidad en el hipocampo de rata* (Tesis doctoral, Universidad Complutense de Madrid). Madrid, España.

Sánchez-Cruz, M. A., Uribe-González, R. P., & Murillo-Bonilla, L. M. (2018). *Niels Ryberg Finsen*. Revista de Medicina Clínica, 16(2), 2-3.

Sánchez-Moreno, I. (2015). *El pito de Galton*. Boletín Informativo de la Sociedad Española de Historia de la Psicología, 28(3), 45-47.

Santamaría, A. J. (2013). *El movimiento Browniano: Un paradigma de la materia blanda y de la biología*. Revista de la Real Academia de Ciencias Exactas, Físicas y Naturales, 107(3), 39-54.

Schoijet, M. (2002). *Historia de la energía*. Elementos: Ciencia y Cultura, 54(3), 51-57.

Serna, M. E. (2011). *Marie Curie*. Lámpsakos, 5(2), 70-75.

Shaik, A. R., & Shemjaz, A. M. (2014). *The rise of physical therapy*. Archives of Medicine and Health Sciences, 2(4), 257-260. https://doi.org/10.4103/2321-4848.144367

Sharma, K. N. (2012). *Exploration of the history of physiotherapy*. ResearchGate, 19-22.

Singer, B. (1987). *Functional electrical stimulation of the extremities in the neurological patient: A review*. The Australian Journal of Physiotherapy, 33(2), 33-42.

Söderfeld, Y. (2012). *The galvanic treatment of deadness and trials at the Berlin Royal Deaf-Mute Asylum in 1802*. Springer-Verlag, 55(3), 1953-1958.

Soroczyn, J. (2008). *Magic hands*. Massage World, 4(3), 9-10.

Steinberg, H. (2011). *Electrotherapeutic disputes: The Frankfurt Council of 1891*. Brain, 134(4), 1229-1243. https://doi.org/10.1093/brain/awr040

Tan, T. Y., & Linskey, K. (2011). *Niels Finsen (1860-1904): Gift of light*. Singapore Medicine Journal, 52(11), 777-778.

Tiktinsky, L. C., & Narayan, P. (2010). *Electrotherapy: Yesterday, today and tomorrow*. Haemophilia, 16(1), 126-131.

Tomé-López, C. (2013). *Bohr: Cien años de estados estacionarios*. Anales de Química, 109(3), 188-192.

Torres, A. A. (2010). *The experimental and historical foundations of electricity*. Montreal, Canadá: Apeiron Montreal.

Treffene, R. J. (1983, diciembre). *Interferential fields in a fluid medium*. The Australian Journal of Physiotherapy, 29(6), 209-216.

Uriarte, X. (2002). *Beneficios de la fisioterapia en el paciente oncológico*. Natura Medicatrix, 19(2), 264-272.

Uribe, B. G. (2016). *La danza incesante de las moléculas*. Ciencia, 20(3), 36-41.

Valdez, G. J. (2007). *Desarrollo histórico de la Medicina científica*. Avances, 2(1), 35-39.

Vergara, B. L. (2010). *Desarrollo de la Medicina Física y Rehabilitación como especialidad médica*. Revista del Hospital Clínico Universidad de Chile, 32(4), 281-288.

Vidal, I. R., Fernández, R. C., Martínez, R. A., Sáez, G. M., Chouza, I. I., & Barcia, S. M. (2001). *La fisioterapia en España durante los siglos XIX y XX hasta la integración en escuelas universitarias de fisioterapia*. Elsevier, 34(1), 206-217.

Villar, R., López, C., & Cussó, F. (2013). *Fundamentos físicos de los procesos biológicos* (Vol. 2. Calor y dinámica de fluidos en los seres vivos). Alicante, España: Editorial Club Universitario. Recuperado el 19 de marzo de 2020.

Visuvanathan, V. V., Tang, M. M., Tan, L. L., & Johar, A. (2018). *The utilization of phototherapy in the department of dermatology, Hospital Kuala: A 5-year audit*. Medical Journal of Malaysia, 73(3), 125-130.

Walker, C. (2013). *Fisioterapia en obstetricia y uroginecología*. Barcelona, España: Elsevier Masson.

Walmsley, R. P., Letts, G., & Vooys, J. (1984). *A comparison of torque generated by knee extension with a maximal voluntary muscle contraction vis-a-vis electrical stimulation*. The Journal of Orthopaedic and Sports Physical Therapy, 6(2), 10-17.

Ward, A. R. (2009, febrero). *Electrical stimulation using kilohertz-frequency alternating current*. Physical Therapy, 89(2), 181-190.

Ward, A. R., & Shkuratova, N. (2002). *Russian electrical stimulation: The early experiments*. Physical Therapy, 82(10), 1019-1030.

Ward, A. R., Oliver, W. G., & Buccella, D. (2006). *Wrist extensor torque production and discomfort associated with low-frequency and burst-modulated kilohertz-frequency currents.* Physical Therapy, 86(9), 1360-1367.

Watson, T. (2002). *Current concepts in electrotherapy.* Haemophilia, 8(3), 413-418.

Watson, T. (2009). *Electroterapia: Práctica basada en la evidencia.* London, Reino Unido: Elsevier.

White, P. F., Li, S., & Chiu, J. W. (2001). *Electroanalgesia: Its role in acute and chronic pain management.* Anesthesia & Analgesia, 92(2), 505-513.

Wirotius, J. M. (1999). *Historia de la rehabilitación.* Elsevier, 1(2), 1-25.

Woloshyn, T. A. (2016). *Nursing with flare: The operators of light therapy,* c. 1890-1940. Dermatology Nursing (London), 35(4), 1-12.

Wu, C. H. (2007). *El pez eléctrico y el descubrimiento de la electricidad animal.* Elementos, 14(65), 49-62.